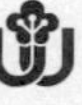

花千樹

醫囑背後

一個公院內科醫生狂派Augmen雞的故事

Dr. Who

目錄

P.6　序：視病猶親苦轉喜　**梁卓偉教授**
P.8　序：在困難中製造曙光　**老人科醫生 Dr. S**
P.10　序：致所有還在努力的人　**陳曉蕾**
P.12　自序
P.16　Welcome to Medicine!

甚麼科學

P.25　科學的源頭
P.28　可信性階梯
P.31　意見和事實

老人專科

P.42　老人問題
P.46　出院手續
P.50　混亂藥箱

惡性循環

P.59　愈住愈病
P.63　愈醫愈病
P.66　愈瞓愈病

踢人出院

P.77　「出到院先講！」
P.82　「送上去先講！」

最後的路

P.90　由得我死
P.94　得到好死
P.97　不得好死

怎麼用藥

P.106 合作用藥

P.110 多重用藥

P.115 分開醫藥

甚麼專科

P.126 過度專科

P.130 家庭專科

P.138 唔洗專科

P.145 社會專科

人有三急

P.160 便宜急症

P.166 不再急症

金錢世界

P.176 乜都係錢

P.182 有的是錢

P.186 原來無錢

P.192 結語

P.201 COVID 特輯

P.212 附錄

小油詩贈 Dr. Who：

汝曾捱過寒窗夜
篤志醫學慕聖良
公共醫療道百態
視病猶親苦轉喜

醫院每天發生大小事，五味紛陳，百感交集。

人生每個悲喜苦樂片段，都值得筆錄下來，供世人借鑒。多得 Dr. Who 有生花妙筆之才，雖然是醫療傷病事件，卻寫成趣文多篇結集，不但令人會心微笑，還給讀者長知識，而更重要是在趣味中推廣醫學科普，亦有利病人早日脱離病魔困擾，讓大眾獲得裨益，實在是大吉大利之書。

Dr. Who 不愧為香港大學醫學院傑出校友，在醫院工作應付大量病人的沉重使命中，不單沒有被壓倒，還能迎難而上，並且未忘初衷，擁抱人生樂觀態度，時常保持正能量，在工作壓力下，成功發揮幽默感，把工作完成，各方滿意。

捧書細讀，便見社會眾生相，Dr. Who 每天接觸每位病人，有血有肉，而他能以「貼地」文字，輕鬆描畫出醫者生活日常，固然可讓大眾清楚看到醫生也不過是凡人，並理解他們日常工作有不少辛酸，不足為外人道。

難得的是，Dr. Who 把公立醫院裏每天活生生的景象呈現在眼前，讓一般市民亦感受到香港今天醫療人手及資源仍然緊張，而人口老化、獨居長者等長期問題，還未解決。香港亟需要對長期病患者提供照顧與支援，而善終人道服務，在在要政府有關官員、醫學同仁、普羅市民等多方面配合，才可以改變劣勢。

之前 Dr. Who 已經出書，受讀者歡迎，今回再推新作，幽默筆觸更生猛，讀之不禁會心微笑，有時還會笑中帶淚，文章分量實在不輕。

當公立醫院醫生，乃自己選擇，本來便有回饋社會精神。我認同醫生工作，其成就滿足感與意義，會長留在心中，既說不盡，也寫不出來。醫生工作，其實一向喜樂自知，大家心照不宣，多寫反而容易流於煽情，破壞品味。美國文豪馬克吐溫名言：「幽默是上帝賜給人類最大的祝福。」（Humor must be one of the chief attributes of God.）寫書達到幽默可以紓緩情緒壓力效果，能鼓勵大眾抖擻精神，繼續奮鬥，會屬更高成就，而 Dr. Who 正朝向這個目的。

Dr. Who 的文章深入淺出，普及醫學知識，輕鬆指點大家守護健康，簡單實踐莊嚴使命，肩負重擔，難能可貴。此時此刻，Covid-19 疫情仍未完全遠去，有這樣一本充滿趣味而有營養的書可讀，既減輕我們困擾，也充實我們日常生活，無疑產生紓緩功能。善莫大焉。

梁卓偉教授

香港大學李嘉誠醫學院院長

2022 年 2 月

今時今日，願意畢業後投身公營機構工作，還要選擇接受艱苦的內科培訓，更要在各種局限中仍能保持一份初心服務病人的醫生，實在是非常難得。

Dr. Who 是一個有愛心的醫生，讀他的文章，能感受到他對工作的熱誠。眾所周知，香港高度依賴公營醫療服務，加上人口老化嚴重，在這個如 Dr. Who 所說「醫院垃圾崗」的地方工作並不容易，除了繁重的工作量外，亦要因應制度上的不完善而隨機應變，去處理種種可能只會在香港出現的問題。就如 Dr. Who 所說，為甚麼還要自尋短見選擇內科呢？

我想內科仍然有如魔法般的吸引力，內科醫生要兼顧的很多，要像偵探般從不同線索中找出問題的箇中原因；而病人會因為你的努力而得到正面的改變，當中帶來的滿足感的確是很大的。

作為老人科醫生，對 Dr. Who 在病房中的觀察實在是感同身受！繁複的長期病患，多如繁星的定服藥物，不甚長者友善的醫院設施、制度和出院手續，稀少的社區資源，都令長者在香港生活得不容易。Dr. Who 提到的 deconditioning、「踢人出院」、「送上去先講」等都是非常現實、每天在發生的事；「乜都係錢」簡直是道出了我們公立醫院醫生的心聲。

在種種困難和限制中，我們還是需要盡力。如 Dr. Who 所說，我們「是因為一絲曙光留在這裏，甚至是希望要製造曙光」。縱然艱難，仍要堅持。

細讀 Dr. Who 娓娓道來種種實況，除了大嘆無奈，當然也要寄望有更多年青醫生會選擇在內科受訓，以愛心肩負這個使命，為我們的市民提供優質的醫療服務。

Dr. S

老人科醫生

2022 年 3 月

Facebook 專頁：走在醫院前線。醫生有班老友記。生老情書

反覆讀了書稿數次，頗受感動。

這本書並不是 Dr. Who 平時在面書文章的結集，他是非常用心地想把在公立醫生崗位上遇到的「大石頭」，逐一仔細地講解描述。

第一章是格局極大的「甚麼科學」，一開始就希望這不止是個人意見，而是認真思考，有根有據經得起驗證。然後每一個章節，深入淺出講述香港公立醫院的關鍵問題：為甚麼病人在醫院愈待愈差？生病沒法根治，出院無處可去，進進出出彷彿沒完沒了的惡性循環！

有些問題，Dr. Who 能夠提出建議，例如用藥應該醫藥分家；但更多問題，像錢從何來？是關乎整個醫療以至社會及政治制度，難免氣憤又洩氣。

為甚麼還要寫出來？

這幾年，大家漸漸無言，被動地，主動地。公立醫院「十個水煲，八個蓋」的情況早已成為常態，這麼累，為甚麼還要擠出時間來書寫？寫出來，有用嗎？ Dr. Who 亦坦言有前輩叮嚀「小心一點」。

但他還是堅持寫出來，月復月，年復年——當「大石頭」不是個人或者個別專業的力量可以搬走，惟有更仔細地解釋分析，期望更多有心人明白。

在適當的時間，也許，一點一滴終於會積累成改變的力量。

陳曉蕾

2022 年 2 月

實習完畢，入了內科。

考畢業試的時候，和一位同學談天，他面上儲起了幾天因為溫書而忘記剃掉的鬚根，左手用古人手執卷軸的姿態拿著平板電腦，頭微微上仰看著蒼白的燈管，用一副看透世事的口吻說：「溫OG、ortho、paedi，最後咪又係medicine。」小島學堂的畢業試分為兒科、婦產科、骨科、內科、外科、家庭醫學、精神科七大專科，考生要在大概一個月的考試中施展渾身解數去說服考官自己的知識足以正式成為醫生。老中青的醫生大概都同意，那一個月大概是各醫生博學的頂峰，因為自此以後便進入不同專科，邊精研自己的專科、邊忘記其他專科的內容。

內科是全港最大的專科之一，內容博大精深，精深得我每一次跟朋友說起自己工作的時候，依然要再解釋一次究竟甚麼是內科。

內科（internal medicine）和外科（surgery）為兩大醫科門派。一個病人站在你眼前，他的每一個器官系統都有他專屬的內、外專科。腦部，內科由腦神經科（neurology）負責，外科有腦神經外科（neurosurgery）；胸腔內部，內科有呼吸科（respirology）和心臟科（cardiology），外科則由心胸肺外科（cardiothoracic surgery）包攬……所以兩大門派下仍然有數十個小部門負責專屬的器官。可以動手術、可以切除的問題是外科的問題；切不了的都是內科問題。在兩大門派之外，還有其他不同門派管轄一些專門的範圍：兒科看的是十八歲以前、先天缺陷之類的問題，但如果小孩子骨折，那便是骨科中專門研究小孩子骨科問題的醫生負責了；婦產科則看女性性器官可以發生的所有正常與不正常問題，但如果是乳房的病痛，卻又成了乳腺外科的問題了❶（註）。

當年進入醫學院，拿了自己的白袍，在自己的聽筒上刻了字，心中有一股飄飄然，不是覺得自己高人一等，是因為我幻想自己會成為電視上把聽筒掛在頸上、走路會起風的型男。讀了六年後，走路沒有起風，也發現擁有聽筒不等於懂用聽筒，更沒有變成型男。塞了滿腦袋資訊，以為自己終於開始步入醫門，直至畢業後開始工作，卻發現自己依然對醫科一竅不通，各部門的老闆、高級醫生依然可以在彈指之間將你毀滅，在他們眼中，你只不過是一個剛剛學懂英文字母的幼稚園學生。至今步入醫科差不多十年光陰，每一天依然是要回山區岩洞中面壁思過，愈讀愈覺得自己能力不濟。

從進入專科訓練到升職為專科醫生，大概需要十四年光陰，計上醫學院的六年便足足二十年。成了專科醫生，才是研究、發展所長、獨當一面的起頭。記得當年參加某英國醫學院的入學面試，考官問「Are you ready for a lifelong career?」，當時爽快地答「Yes!」，現在回望，卻發現這個「Yes」背後真正的重量。

大學時，一時屁股癢便開設了個人專頁，亂寫一通。雖然沒有一舉成名，也沒成為 KOL，卻慢慢累積了一小群讀者，在愈來愈荒

註：凡見到一個小小的數字，可以翻到書末附錄看一下詳細解釋。

謬的網上世界，嘗試加添一點科學，也加添一點（我自認為的）正確信息。寫著寫著，竟然有出版社找我出書，身邊的人統統都說：「嘩！作家呀！」但我到現在依舊不敢以作家自居。在香港讀了十多年書，要是連文筆通順地交代幾百字也辦不到，簡直是愧對以前的中文科老師。心目中的文學家，有點李白和辛棄疾，加點李後主，還有些魯迅，我只不過是輕鬆地寫一本夾雜著錯別字和廢話的書，希望大家看過後會笑、久不久會深思而已，「作家」之名真的不敢高攀。

寫了好幾年，有些前輩甚至父母都會叮囑要我小心一點、要我想多一點。讀者多了，寫的字好像也比一個路人輕微有多一點分量。能力愈大，責任愈大。幸好我只有一點蚊型的能力，但也要肩負那蚊型的責任。其實，有時我看著自己的舊文也會不禁失笑，心想「呢位年青人做咩咁衝動」，就好似七老八十時回望自己的舊相簿，嘲笑自己當年的愚蠢。

我依然繼續寫著，因為我相信，會失笑，是證明我比以前長大了一點。

這一本書不是甚麼科普教科書，更不是甚麼文學作品，只是我因著做醫生的頭幾年間所見所想而寫下的一堆廢話，而又竟然有出版社願意為世界留下我這堆廢話的紀錄。希望在幾年後再回首，這本書會再次令我尷尬，那我便又再有一點進步了。

最後多謝正在讀著的你，因為你竟然看完了在一大堆廢話前面的一小堆廢話。

係時候，開工！

Dr. Who

2022 年 3 月

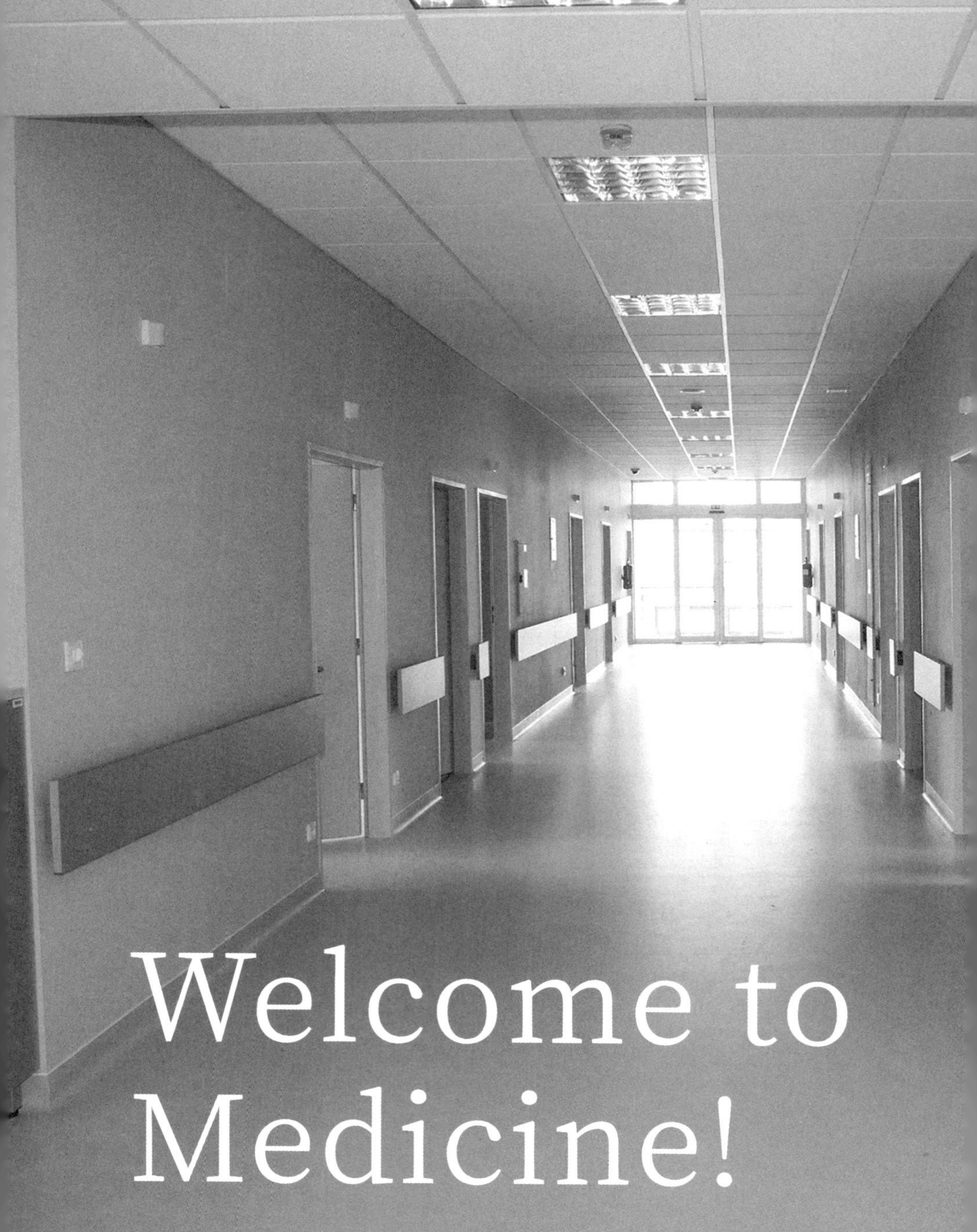

Welcome to Medicine!

歡迎各位來到我們醫院內科部門上班！

很多人問我，醫院醫生的一天是怎樣的？

以內科為例，我們大都以三個月為一輪。每一位醫生在每一輪都會獲編排到一個病房工作，而這位醫生就會成為這病房內若干位病人的主診醫生。這些病人從入院到出院，吃甚麼餐單、抽甚麼血、照甚麼掃描、用甚麼藥、何時出院、去哪兒覆診都由主診醫生決定。每一天巡房就是到病房內監察房內病人的最新情況，從而作出相應決定。寫下了醫囑，負責護士便會跟進並執行你寫下的一字一句。有些時候醫生寫下了卻又忘記了，護士們除了會提點醫生有甚麼事情未做，也會查問有突發情況該怎麼處理。

每星期要看的門診數量會因著醫院的規模、人手而有所不同。醫生們巡房後，會自動出現在自己的門診診症室看症。剩下的時間中何時吃飯、何時寫文件便全由自己決定。

怎麼好像很空閒似的？因為在內科，每位醫生旗下平均每兩、三小時便會多收一位病人，而本身的病人也可以隨時出現突發情況。這些事情基本上已經能夠塞滿你在門診和巡房之間的所謂「空餘時間」。

今天第一天上班，要求不多，現在開始來感受內科病房的節奏吧！

巡房！

Bed #1

甚麼科學

Opinions are like arseholes, in that everybody has one.
Make sure yours is constantly and thoroughly examined.

Progress	Management
M/76	

PMHx = Past Medical History（病史）

PMHx:

(1) HT / HL

HT = Hypertension（高血壓）/
HL = Hyperlipidaemia（高血脂）

? = 懷疑

2) Hx of ? CA Lung, defaulted FU since 2019

CA Lung = Lung Cancer（肺癌）

FU = Follow Up（覆診）

===========

Admitted x generalised body pain? Metastatic CA Lung

x = For（為了）

- Defaulted FU x lung shadow? CA Lung since 2019
- Did not seek any medical attention
- Progressive bone pain / SOB over past months
- Attended AED today for intolerance of symptoms

SOB = Shortness of Breath（氣喘）

AED = Accident & Emergency Department（急症室）

Physical Examinations:

- BP 103/80 P 68 T 36.8 SpO2 99% on RA
- Cachexic / clubbing / pallor +ve
- Left chest dull

BP = Blood Pressure（血壓）
P = Pulse（脈搏）
T = Temperature（體溫）
SpO2 = Oxygen Saturation（血氧含量）

	Progress	Management
	Investigations:	
	- CXR: left lung field white out? bilateral effusion	
	- ECG: sinus tachycardia, no S1Q3T3	
	Plan of Management:	
	- Obs Q4h	
	- DAT	
	- Bloods	
	- No usual medications	
	- To discuss oncological management plan	

「這位病人在2019年的時候懷疑有肺癌卻沒有覆診。今次因為氣喘進院。」

「嗯。」

「他的氣喘可以是甚麼原因？」

「肺部問題的話可以是哮喘、感染，病人長期吸煙也有慢阻性肺病的可能性。心臟衰竭、貧血之類的病也可以使人……」

「我是在問這個病人。」

「肺片上見到整個左肺一片雪白，最有可疑的是癌症。可以是癌症本身，也可以是癌症所衍生的肺積水導致……」

「還有呢？」

「嗯……」

「有癌症的病人忽然氣喘，你首先要排除甚麼？」

「肺動脈栓塞！這病人的心電圖見到心跳很快……」

「那便很有可疑了。你會怎樣檢查？」

「先抽血。要看全血去排除貧血、驗腎功能……」

「為甚麼要驗腎功能？」

「病人有可能需要做電腦掃描。掃描用的顯影劑有機會影響腎功能，所以要先驗一個基準，以策安全。」

「好了。那你會如何醫治這位病人？」

「轉介腫瘤科？」

「轉介就可以了嗎？」

「……」

「你有沒有問他為甚麼患病兩年卻沒有醫治？」

「噢！」

「正常人不會兩年不理會自己患上癌症這件事，他可能是不願醫治，也可能在『另覓神醫』，必定要搞清楚這兩年發生甚麼事才可以作出相應處理。」

癌症「貴為」香港每年的頭號殺手，也被稱為現代都市病。在人均壽命只有五十歲的地方和年代，癌症相對較為罕見，因為病人未有時間生出癌症來，便會因感染、心臟病之類而死。在發達地方，癌症藥物愈來愈多，從以前的「死刑判決」到現在「與癌共存」，不少人已經將癌症當成糖尿、膽固醇一樣的長期病症，只要長期控制得來就好了。

問題是，這些醫學發展很新，甚至不少人根本不知道其存在。於是，有病人一聽到自己患癌，便覺得「無得醫」、「死路一條」、「唔醫好過」，也有一部分人會出去另覓高明。很多人覺得西醫治癌只懂用化療、電療來「毒」死癌細胞，於是轉而去找中醫、氣功、順勢療法之類的方法。無論是選哪一條路，我們久不久就會見到有不同的癌症病人忽然消失不見，十之八九都會在幾年之後再出現，卻已經病入膏肓、藥石無靈。有些人更會拿著這些「實例」來證明「都話西醫唔識醫癌症㗎啦」！

早期的癌症，本來一刀便可以根治，卻非要等到癌症走遍全身才肯接受治療，這時適用的療法已經少了許多。和病人一起看電腦掃描報告，見到全身也是發著光的腫瘤，除了悲哀，只有無奈。

科學不是真理，是一個系統、一種思維模式。

要知道，世界曾經是沒有科學的。

在幾千年前，希臘有一班哲學家開始嘗試用一些理論去解釋自然現象。有人相信水是最基本的元素，也有人相信是火、水、土、風。有人嘗試解釋光，說是人的眼裏有一團火，打開眼時，來自火的光射在物件上，再反射到我們的眼睛裏。他們會提出一堆構想，再提出一堆論證去支持自己的理論，例如說水的形態如何成為我們的日常事物，又或是所有自然現象如何用四種古典元素去解釋。

時間拉後至公元前四百多年，有一個出名「包拗頸」的人出現在希臘。他沒有自己的理論、沒有自己的構想，反而四處質疑別人的信仰。他喜愛和一些名哲學家辯論他們最拿手的題目、宗教，以不同的例子、思想實驗推翻一開始的立論。他自己唯一的執著，就是堅持自己甚麼也不懂。就是因為不懂，才要問，才要質疑。如此「討人喜歡」的性格令他很快便被人告上衙門，告他洗年輕人的腦、告他有辱神明。就在被判刑前，他獲得向人申訴的機會，他也把握機會再去質疑一眾審判他的人，最後贏得毒藥乙份，死刑是也。

這個不知悔改的人叫蘇格拉底（Socrates），而他那種透過立論、反覆設問、回答、歸納從而使人發現謬誤的方法，就是叫蘇格拉底法（Socratic method）。就因為他這種辯證方法，他被公認為古典哲學之父。正如耶穌的出生重要得要將年份分為公元前後，哲學歷史也將蘇格拉底定為分水嶺。

哲學家（philosopher）的原意為「喜愛智慧的人」，而科學正正是幾千年來各種尋求智慧的方法的結晶，所謂的「科學方法」（scientific method）更是其中最重要的一環。

觀察後要作出假設，基於假設去預測發展，再以實驗去證實自己的預測。「咦？中喎！」但會不會只是碰巧？再試、再中，再試、再中……中了二百次後，我們可以接受自己的假設了吧？這個假設，卻又是不是事實的全部呢？

古人想研究光，他們先觀察光的反射、折射等特質，並假設光其實是一粒粒彈珠的模樣。他們基於「光是粒子」的假定，寫下一堆算式去推算光怎樣來、怎樣走，發覺預測非常準確。誰知道，在17世紀時，一班物理學家在利用光做實驗時，發現光有著一些粒子不應該有的特性，反而更似電波、水波一類的波，認為應該推翻原本的理論，為光「正名」。

故事未完。

物理學家就著光究竟是「波」還是「粒」的問題爭論到20世紀，最後量子力學為答案一錘定音，光原來是「波」也是「粒」，打和！故事之後會否有新發展？ Who knows ？

在每個時期的科學家都定必覺得自己的推論最完美，也是當時最準確的答案。直到有新資訊、新證據出現，他們便又要再次提出假設、預測、實驗，再找出一個可以解釋新證據的新答案。有個讀哲學的同學曾經跟我説，科學其實也是一種信仰。誰説世界萬物一定要有規律？誰説實驗一百萬次後，第一百萬零一次的規則一定沒有改變？

這就是科學。

它嘗試用一個客觀的方法，用數字去解釋一切，也相信概率，相信重複五百萬次都得到相同結果的話，再重複二千萬次也是會有一樣的答案。西方醫學從科學衍生，用的邏輯也是同理。甚麼病應該用甚麼藥？甲藥和乙藥的功效又有甚麼分別？在某病的某狀態下，手術、用藥，或完全不處理的話，又分別會導致甚麼？現在常提的「實證醫學」(evidence-based practice）就是希望以研究為基礎去解答這一堆臨床上的問題。

幾年前，有人問我某大保健品牌究竟是否可信，那天我又剛好屁股癢，竟然花了整個晚上尋找相關資料。品牌經常說自己有醫學實證，找來營養學家、化學家、醫生之類辦過不少講座。翻查紀錄，大部分講座其實都只不過在解釋一些簡單醫學、營養學的理論，說一下升糖指數（glycaemic index）、腸道菌群（gut flora），並沒有直指與該品牌之間的關係。在講座後，他們便會開始大力推銷自己的產品，卻從來沒有說明講座和產品的關係。

再上其網站，發現這個品牌不斷提到自己的產品經「研究證實」，卻翻來找去也看不到是甚麼研究。經過十萬條連結之後，終於找到了幾篇論文。打開被標籤「最熱門」的一份，是研究蛋白粉對減低體重的效果。他們找來兩班人，一班每天吃指定餐單和指定分量的蛋白粉，另一班則是吃指定餐單和多一倍的蛋白粉。一年下來，兩組人都減了磅、減了腰圍，但分別不大；脂肪重量則是吃較多蛋白粉的一組跌得比較多。

問題來了，這些數字其實可以證實甚麼呢？
吃餐單，不吃蛋白粉，會瘦嗎？
吃餐單，吃其他蛋白粉，會瘦嗎？
不吃餐單，吃蛋白粉，會瘦嗎？

研究只能證實在吃著指定餐單的人，吃多一點蛋白粉能夠減多一點脂重，僅此而已，其餘重要的問題一概沒有回答。這個品牌還喜歡叫購買了產品的人一起做運動，以「增強效力」。如果我叫你一年內跟足營養師餐單、每天做運動，有人會瘦不下來嗎？

在做資料搜集期間，論文找不了幾篇，關於該品牌的負面新聞卻是一籮籮。

坊間就是有一堆品牌，打著科學旗號，説自己的產品怎樣有效、怎樣有實驗證明，再找來專家拍個廣告，禮成。老實説一句，品牌旗下的專家賣花讚花香，可信嗎？那些講座説的都是一般科學知識，不代表品牌產品有效；在升糖指數講座之後賣的保健品也不一定有效控糖。

這些問題都關乎研究的可信性。

研究可以有不同的設計、可以有不同的命題、可以有不同的計算，即使是最高規格的研究也難免有漏洞。就算給你寫出一篇無懈可擊的論文，但其實推廣的是自己老闆出的藥，你又覺得可信性如何？因此，我們永遠要記得研究和錢一樣，「研究不是萬能，沒研究卻是萬萬不能」。不同種類的研究帶著不同的限制，可信性亦因此有高有低，可以排列成一個證據可信度階梯（hierarchy of evidence）。在這個金字塔中，可信性最低的，卻是大家接觸得最多、最常見的「專家意見」(expert opinion)。

要聽專家意見，先要找個對的人，正如你不會叫銀行家去開藥、叫醫生去打官司。醫生並不都是天才，我就是一大例子。顧問醫生的意見當然比我的可信，但要是談的並非自己的專科，可信程度怎樣也應該打個折扣，更不能取代大型研究。可惜，我們不能要求市民大眾都如科學家一般去反覆求真，專家意見是最容易接觸，也是最容易消化的方法，如何揀選適合的專家，卻是一大學問。

以疫苗為例，經常聽到的「阿邊個係護士都唔打呀」、「阿邊個個女係醫生嚟，佢都唔打呀」、「嗰日睇治療師，佢都叫我唔好打」，借問一聲，上述三人有哪一位是專家？我也是醫生呀，但我是專家嗎？既然一班醫療同事都未能算是專家，那麼「牛頭角順嫂」和「住對面的陳師奶」在可信性階梯上又處於甚麼位置？

我是醫生，算是有牌的專業人士，但大家會聽從我的建議去買股票嗎？不會的話，那為甚麼我們依然愛聽「專家」意見？當專科醫生也未必可以了解其他專科所發生的事情，為甚麼我們會問銀行家如何處理醫療問題，問醫生如何處理政治問題？有了專科資格、教授銜頭就一定甚麼都懂？

近來有個風氣，市面出現了很多「專家」。社交媒體上的每一篇新聞下，除了是發表感想的留言外，總會有一堆人説「肯定係乜乜乜」、「一定係物物物」。當「專家」像便利店一樣「總有一個喺左近」，真正的專業意見會被淹沒。不只市民，就連在社會上有名有姓的人都會説專家的意見只作參考，以自己的理論為標準。

You can have your own opinion, you can't have your own fact.
（你可以擁有自己的意見，卻不能創出自己的事實。）

這種行為否定權威、否定科學，在香港這一片科普教育本已不濟的土地上更是危險。專家們當然可以錯，因為他們也只不過是可信性階梯的底層，但這不代表科學會聽從大眾意見的吧？若果每一個人都只相信自己能理解到的事，人類文明大概只會倒退吧？

有人說，這是互聯網帶給世界的「禮物」。

互聯網在1989年正式誕生，直至現在已經成為世界不可或缺的一部分。在未有互聯網時，我們的資訊只能從書本、報章上得到，而編輯、讀者們也只會相信可信性強的人所寫出來可信性高的權威著作。

時間來到2022年，我們有不同的網站和社交媒體。一開始，大家都可能只是用來上載一些相片，分享一下帖文。當各大機構、政客、名人都開始使用社交媒體，便出現了新一種的「平等」。不論學歷、資歷、背景、出身，大家都可以有一個帳戶。坐在天后清風街轉角路邊抽著煙的少年和坐在白色大屋內位高權重的某國總統，原來都是「平起平坐」，都能在同一平台出帖文、提出意見、舌戰群儒。大家都爭相註冊了一個自己的帳號，在自己的世界中發表著意見，不用遠觀，我就是一個例子。慢慢地，大家都忘記了意見和事實的差別，也都忘記了甚麼叫權威，認為自己的意見和權威的意見「平起平坐」，有些人甚至開始覺得自己的意見就是權威。

權威的意見也可以錯，但不代表受歡迎的意見、你較喜歡的意見更接近事實。

也有另一說法，說是現今傳媒風氣造成。

各傳媒機構為了爭取生意，一定要做一些大眾感興趣的故事、題目。在紙媒的年代，即使是日報也有一整天的時間讓記者調查、撰稿。當電視電台出現，為了爭取獨家資訊，從發生到報道縮短至幾小時的時間。後來，互聯網、社交媒體普及，於是新聞便開始變得即時，受訪者話音剛落，新聞在下一秒已經要出街，容不下思索、研究。

曾聽說過有一些專做醫療報道的新聞從業員甚至會考讀相關課程，又或者和醫生一樣看一下研究、讀一下醫書，從而加強自己報道的質素，但這個程度在現今的傳媒機構中又有幾多人做到？

為了引人入勝、吸睛、夠即食的標題和報道，內容未必準確，可以提出連番質疑，卻不能作出深度查證。在現今世界，最好賣、最常見的自然是「醫療失誤」、「醫死人」之類的新聞。這些醫護去到最後可能根本沒有犯錯，但新聞已經出了，讀者已經對醫療制度扣了分，而且覺得「醫生也不外如是」、「人人都識做醫生」，覺得信自己好了。

再說一個故事。

幾百年前，牛頓發現了萬有引力，發現每一個有質量的物體之間都有一種吸引力。質量愈大，引力愈大，所以一個二百磅的肥佬吸引力比我大。天文學家用這套理論去觀測星象，發現天上的星球運行都依從著萬有引力，也不斷印證牛頓的理論。

天王星是當時人類所知太陽系中距離太陽最遙遠的行星，天文學家便嘗試用牛頓理論去預測天王星的路線，卻發現怎樣都估算錯誤。那時候的天文學家們都慌了，難道那神級的理論原來是錯的嗎？經過一番辯論、一番恐慌，終於有人提出「如果太陽系外圍還有另一顆行星去影響天王星的話便可以解釋一切」。他們用牛頓的理論去預測這顆新星球的位置，再一看，便發現第八顆行星海王星，牛頓理論也得以保存。

不望最外圍了，天文學家們之後轉而望向最內圍的水星，嘗試用牛頓的理論畫出水星的軌跡，卻發現，怎麼又錯了？是計錯了嗎？不是呀。是量度錯了嗎？不是呀。他們以為又是有另一顆行星在影響水星，卻是怎樣也找不了這顆未知的星球。這一片混亂一直維持到愛恩斯坦的廣義相對論出現，提出原來重力太大的時候，是會影響周圍的空間和時間。水星的旁邊就是一個比自己大三百倍的太陽呀！用這些新的線索再計一次，水星的軌跡便符合數學的預測了。今次，牛頓的基礎並沒有出錯，卻是要愛恩斯坦來為其「升級」，包括了極端引力的考量才令答案得以圓滿。

水星畫了，天王星也畫好了，海王星才剛被發現，那我們便再估算一下它的軌道吧？天呀，又錯了！天文學家又是一輪埋頭苦幹，今次究竟是要新的算式還是要新的星球呢？一輪計算後令他們尋找到了冥王星，卻發現冥王星根本是巨人歌利亞身旁的大衛，細小得根本無法影響海王星，還細小得最後要從行星名單中被剔除。再計、再估、再算，他們終於找到了答案。原來部分數據出現了偏差，那些計算只要剔除了那些數據便又再符合觀察了。

三次量度行星軌跡，錯了三次，有三個不同的原因，這也是科學的過程。每一次錯誤之後，是新一輪的立論、預測、實驗。當發現錯誤時，被推翻的是理論，不是科學，答案也不是任人取代；要有自己的理論，便要先作印證。人家錯的時候，不代表你的「事實」一定正確吧？

Bed #2

老人專科

In the end, it's not the years in your life that count.
It's the life in your years.

	Progress	Management
	NKDA	
	Single, lives alone	
	PMHx:	
	1) HT / HL, FU GOPD	
	2) DM w/ DMN & DMR, FU DM Clinic	
	3) AF on Warfarin	
	4) Hx of NSTEMI (2020)	
	5) LBP	
	===========	
	Admitted x Unwitnessed Fall, 1st episode of LOC	
	- Claimed LOC at home today, assoc. w/ dizziness	
	- Woke up ~ 5 mins later	
	- No pre-/post-dromal symptoms	

NKDA = No Known Drug Allergy（無已知藥物敏感）

GOPD = General Out-patient Clinic（普通科門診）

DM = Diabetes Mellitus（糖尿病）/
DMN（糖尿腎）/
DMR（糖尿眼）

AF = Atrial Fibrillation（心律不正）

Warfarin = 華法林，薄血丸的一種

NSTEMI = 心臟病的一種

LBP = Low Back Pain（腰背痛）

	Progress	Management
	Physical Examinations:	
	- BP 102/64 P 80 T 36.0 SpO2 98% on RA	
	- GCS 15	
	- No visible wound	
	Investigations:	
	- ECG: sinus rhythm, 80 bpm	
	Plan of Management:	
	- Obs Q4h, Erect / Supine BP x 2 sets	
	- H'stix TDS + nocte	
	- Bloods	
	- Resume usual medications	

GCS = Glasgow Coma Scale（格拉斯哥昏迷指數）

ECG = Electrocardiogram（心電圖）

H'stix = 驗血糖，俗稱「篤手指」

「這個病人是因為甚麼事情入院？」

「在家暈倒，進院檢查。」

「為甚麼要標明『無人目擊』（unwitnessed）呢？」

「昏迷的人不會知道當時情況，有目擊者述説症狀會有助斷症。」

「嗯。那麼這個病人昏迷了，你會擔心甚麼方面？」

「昏迷的成因有……」

「我是在説這個病人。」

「……」

「你再看一下他的病歷。」

「他的糖尿病控制得不太好，可能會是血糖低。心律不正心跳太慢也可以使人暈倒。」

「還有呢？」

「他在服用薄血丸華法林[9]，又做過『通波仔』，可能還在吃抗血小板藥。如果因各種原因導致凝血指數太高，他有可能會腦出血；又或者跌倒時撞到頭部便有可能腦出血，所以這些藥物可以是他昏倒的原因，也可以令他跌倒後發生併發症的機率增加。」

「嗯，還有呢？」

「還有……」

「你看一看他的藥單。」

「……」

「他吃著好幾種血壓藥，因為背痛的問題也在服用一些強力止痛藥。血壓藥令他血壓太浮動時，可能有頭暈的情況，一些強力止痛藥都有令人昏睡的副作用，所以這張長長的藥單對一個獨居長者來説並不理想。」

內科病人的平均年齡高企，不少醫院的內科部門全名都叫「內科及老人科」。全港醫生數量穩步上升，但只有一半留在醫管局或衞生署服務，醫管局卻提供全港約九成的住院服務。當全港人口老化，入院的病人便愈來愈多屬於內科範疇，但醫院卻沒有跟隨增長而擴建，病床也沒有跟隨比例而增加。找來醫管局 2020 至 2021 年度的住院病人住院人次數字，56%為六十五歲以上的病人，30%為八十歲以上的病人。看著這樣的數字，病房能不爆炸嗎？

當六十歲的病人已屬年輕力壯，平常工作要解決的問題便大都是老人問題。

老友記行動不便，但醫院作為「厭惡性設施」卻偏偏都在較為遙遠的位置。以「小島學堂」教學醫院為例，坐港鐵後還要轉小巴、巴士才可以抵達，乘巴士的還要過天橋上山。舒適豪華一點的可以坐的士，但那條單線車路總是交通擠塞。要知道不少老人家都是獨個兒去覆診，就算攜同老伴，跌倒的風險只會乘二。因為這個問題，非緊急救護車運送服務（non-emergency ambulance transfer service，簡稱 NEATS，俗稱「need 屎」）便因應需求而誕生，負責接載行動不便的病人轉院、出院、覆診、掃描。這樣好的服務，自然供不應求。早上醫生簽字可出院的病人，下午也未能安

排到救護車；因為不夠車導致覆不了診、照不了掃描……這類事情每天都會發生。有時候看門診的時候，病人的牌板會夾著一份救護車的座位表，代表我們定的覆診期一定要有車接送才可以，但當有事發生想提早覆診的話，大家都只可以呆坐著束手無策。

行動尚算可以的老人家，情況也不一定見得好。

近來醫管局推行電子化，覆診期、抽血、藥單都可以在手機上看得一清二楚，但對大部分老人家來說，一張張的抽血紙藥紙覆診紙依然非常重要，我的外祖父母就經常將這些紙張夾在牆上的「福」字月曆上。除了容易遺失，紙本的資訊其實都非常混亂。抽血紙的文本為了「百搭」而出現很多「甚麼或甚麼或甚麼」一類的字句，於是就成了一張有四、五條邏輯題的試卷。

除了最常見的抽血紙藥紙覆診紙，我們還有不同腸鏡胃鏡掃描一類的預約紙、留痰留屎留尿的化驗紙、見社工治療師營養師的轉介紙，上面都有不同程序需要的準備功夫，要禁食、戒口、服瀉藥、服類固醇、要落樓再上樓轉三個彎去找某某部門，不要說是病人，連我看到都頭痛。試過在門診向一位老伯解釋甚麼叫留中段小便，大概解釋了五分鐘。

在醫管局，轉介依然要用轉介信，要印出來，叫病人走到某醫院某門診去交信再排期。如果不同部門間需要交流，例如要做手術、轉藥、徵求意見、要求快期覆診，我們又要寫信，叫病人充當信鴿拿到各部門去。新冠疫情初爆發時，有一位臨終病人的家人從國外趕回來，要求我們寫信讓家人向衛生署申請縮短他的隔離期以便探病。

「醫生，可不可以電郵給我？醫院好遠，我沒有時間過來拿信呀。」

「我很想幫你，但醫管局還是用傳真機的……」

「……」

「但衛生署和我們一樣落後，他們也是用傳真機的，我們幫你送過去吧。」

那一刻，家人也只可以苦笑。

數不清的大小紙條，上面的資訊又多又複雜，就算年輕人也大概會愈看愈混亂。試幻想一下，你要將以上那些冗長的資料清楚地向一位撞聾兼且腦退化的婆婆解釋，而你看門診每一個病人只有大概五分鐘的時間，你就會明白為甚麼每一次醫生都好像在「趕頭趕命」。

除了複雜，認字也是一大問題。

香港其實還有一小撮的老一輩是不懂讀、不懂寫，他們拿著一大堆寫滿指示的文件，其實和廢紙沒有分別。有些富裕一點的會有工人姐姐陪同，但姐姐們只懂說不懂讀，問題依然存在。我們的日常工作經常要病人簽同意書，遇上這些情況還可以打手指模，但其他複雜的手續便真的束手無策。

隨手再拿一個剛出院的病人作例子。

一位老人家，剛被懷疑患上血科病，要找外科醫生拿組織作病理化驗，也懷疑因為腎石而出現小便有血。因為行動不便，家人要求來往醫院都要使用非緊急救護車運送服務。看了各大專科，終於可以出院了，並獲得下列一堆文件：

- **病人出院紙：**列出病人的診斷、做過的程序、出院的藥物。全英文。
- **出院費用單據：**拿去繳費處付款。
- **病人出院摘要：**以中文列出病人使用的藥物、需要的覆診。
- **藥單：**拿去藥房付款、取藥。
- **血液科覆診紙、抽血紙。**
- **手術科覆診紙、抽血紙。**
- **社康姑娘轉介信：**覆診當天才抽血的話，會未有報告，通常都是叫病人早幾天抽血，但因為伯伯行動不便不能回來抽血，便要社康護士上門抽血。
- **血液樣本瓶：**姑娘只負責抽血，不負責將樣本帶回醫院，也不負責提供樣本瓶，所以出院時要帶著樣本瓶回家。
- **尿道掃描資料：**時間、地點、準備工夫。

- **入院紙**：掃描當天沒有 NEATS，要提早一天入院。
- **NEATS 預約紙一疊**：出院回家、來回血液覆診、來回手術科覆診、掃描入院當日，總共六程車。

文件十七份，樣本瓶一堆，還未計算拿回家那一箱藥。

全世界的國家都有老人家，我們的老人問題又有甚麼特色呢？

香港人最大的訴求是上班。一星期五、六天，還未計加班。報章報道，香港人每週工時中位數為四十多小時，全球排名第一。不少外國地區，如果家中有甚麼要事，上班要遲到早退，一般可以彈性處理，但香港又有多少公司可以做到？兒女都要努力工作，上了年紀的便要自己面對那如山的文件和覆診。

覆診時要聽那大堆的專業名詞，老友記們大都只能盲目點頭，真正了解的內容不知道有多少，就算當刻能了解，回家也不懂複述。有些時候，我們甚至要和病人討論一些要自費的藥物或程序，老人家又怎能夠自己決定？我們經常鼓勵他們帶同子女覆診，但鼓勵還鼓勵，又有多少兒女能每隔幾個星期便請一次假去陪父母覆診？

年紀漸長，行動也會不便。想自己照顧叫父母搬來同住，卻又要養妻活兒，香港又有多少人可以買得起能住五、六人的居所？想請工人姐姐幫忙，先要每月拿出幾千元，還要在家中騰出空間給工人姐姐容身。疫情前，大家還會多找幾個來面試，「要揀個夾得埋嘅」；疫情下，工人姐姐人手短缺，連選擇的機會也沒有。居家不行，住老人院嗎？價錢是問題，空位又是問題。

當醫生，日常要用到的醫學知識其實不多。電視上看見的奇難雜症沒有幾個，也不到我們初級醫生去煩惱，剩餘的九萬九千個的所謂「手板眼見工夫」便是我們的工作。那醫生的生活為甚麼還會如此繁忙？因為我們上班每解決一個醫學問題，還要解決隨之而來的九個社會問題。

有人問我，為甚麼我的討論甚少提及醫生，卻經常說起其他醫護同工。

以上提及的一堆出院文件、預約、交代，是由護士們一張一張去處理。

藥單的準確性、取藥、送藥，是由藥劑師們一隻一隻藥去檢查。

病人的運送，是由救護員、NEATS 辦公室的同事一個一個去張羅。

病人出院前後的護理、復康，是由言語、物理、職業治療師每天負責。

出院後的金錢、住宿、資助問題，是由醫務社工負責。

血液檢驗、電腦掃描，也要有各部門的技師負責。

醫生負責甚麼？就是在牌板上寫下：

Home	出院
FU Haematology w/ routine blood	覆診血液科，覆診前抽血
FU Surgery as planned	覆診手術科
FU Urology w/ CTU	覆診泌尿科，覆診前照掃描
Refer CNS / MSW	轉介社康姑娘、醫務社工

我大概只需要三十秒去寫下這七十五個字母和符號，但是同工們之後就要努力好幾個小時。你不覺得他們值得更多的掌聲嗎？

有些老人家覆診的時候十分可愛，他們會在一堆霉霉爛爛的紙堆中抽出一張便條，上面密密麻麻的寫著一堆要問醫生的事情，又或者是一堆抄下來的血糖、膽固醇數字。有些更加聰明的老友記，甚至會在每一次覆診前點算自己的藥盒，知道有甚麼藥要補充，有甚麼藥不需要。

這個技能可遇不可求，反而藥物混亂的情況卻極為常見。

大部分以英語為母語的國家的市民，對藥名、牌子名都非常熟悉，一般對可隨便在藥房買到的常用藥物都略知一二，和醫生溝通轉藥、更改藥物分量等基本上都問題不大。在香港的老人家，英語能力大都是一句起兩句止，要記著藥名便成為一個不可能的任務，於是便出現了一堆代號。黃藥丸專治敏感；腎病病人常用的雞蛋仔、梳打餅；血科病人經常要打的升白針；癌症病人用的紅魔鬼……統統都是常見的別稱。記得在醫學院考試時要向病人問症，如果你在考官面試中懂得用這些方法去得到病人的藥史，絕對加分。

可惜，代號並不統一。

例如，大家在醫院、診所、街症、藥房買必理痛[10]、非類固醇消炎止痛藥（non-steroidal anti-inflammatory drug，簡稱 NSAID）、痛風用的秋水仙素（colchicine）、類固醇、抗生素，全部都可以叫做「消炎止痛藥」，所以在門診跟醫生說「我之前在街外買了點消炎藥，今次想要多一點」，我們都無可能知道你當初買到的是甚麼。

不知道藥名，大家便會開始描述，描述錫紙包裝的外貌、罐裝紙盒裝、長方形圓形三角形、寫著幾個英文字母、紅白藍黃綠，也有描述味道的「好苦嗰粒」。要知道除了那專科特別常見的幾款藥物，醫生基本上都不會記得藥物的外貌。正如剛才提過，不同藥廠的同款藥物，樣子也可以不一樣。為了令家中長者不要忘記吃藥，很多時候都會買來一些藥盒，將藥分成一星期七天早午晚三餐，總共七三二十一格。有時問他們在吃甚麼藥的時候，試過有婆婆將藥盒打開，全倒在診症桌上，我也只可以苦笑。

分好了的藥，對病人當然有幫助，卻令醫生加藥、減藥、轉藥更加困難。而且，我們很多的藥物都是「有需要時」服，但我發現很多時候老人家們根本不知道甚麼是「有需要時」。

「醫生，我近來腳有點腫。」

「嗯，之前開給你的去水丸有吃嗎？每天吃多少分量？」

「沒有吃呀！」

「為甚麼？」

「我不知道要吃呀！」

「……」

「那去水丸其實應該甚麼時候吃？」

「嗯……現在。」

同樣的故事，也曾出現在心絞痛時不懂吃脷底丸、痛風時不懂吃止痛藥、鼻敏感時不懂吃敏感藥……於是家中有一堆藥物看門口，卻統統也不知道要吃。

說起「看門口」，老友記們大概有太多小毛病，很喜歡在覆診時要醫生開點藥「看門口」。有要必理痛的、有要眼藥水的，還有冬青膏、咳水、各式各樣的藥膏、安眠藥，還一定會叫醫生「比多幾枝」，又說「上次藥房剩係肯畀兩枝」。一問之下，卻發現家中的「門口藥」根本絲毫未動。如果我不肯開藥，病人們輕則扁嘴賣萌，重則大用四字真言罵我娘親。

有一次看門診，那病人其實日常只需要吃兩款藥物，卻要求七、八隻「平安藥」。怕眼乾，拿點眼藥水；怕肌肉痛，拿點冬青膏，這也沒大問題。之後，他再要我開黃藥丸、必理痛、咳水、止痾、止嘔一大堆，說怕傷風、怕吃壞肚子，還堅持要開半年分量。

我當然不願意，說了一句：「我們總不能為門診所有病人開未來半年有可能需要的所有平安藥吧？」接下來，他罵了我五分鐘，出了診症室門外仍在問候我娘。

要知道，當大家根本不清楚在吃甚麼藥的時候，藥物種類愈多便會愈混亂。試過有人將甲藥當乙藥般服食，又將丙藥當作有需要時才吃。老人家又不知怎地很討厭我們的藥袋，藥拿回家便會丟掉藥袋，又或是將藥一股腦兒放進同一個舊藥袋中。這樣的話，改了藥的分量又不清楚，吃錯藥又不知道，其實可以很危險。

在糖尿科診所工作時，有一個病人的糖尿控制得不太好，問她在吃甚麼藥的時候，她答：「一粒早晚食，一個朝早食兩粒，一款白色的⋯⋯」最後，我用了十分鐘，在一張白紙上像玩邏輯遊戲似的幫她去核對在吃甚麼藥。當香港市民普遍也不會記得藥名的時候，吃藥亂七八糟已經是一個常見的併發症。

試問，在如此情況下再開的平安藥，究竟平不平安？

Bed #3

惡性循環

World Health Organization has declared that
antimicrobial resistance is one of
the top 10 global public health threats facing humanity.

Progress	Management
OAHR	
OAHR = Old Age Home Resident（老人院院友）	
R/T feeding	
R/T feeding = Ryle's Tube Feeding（鼻胃喉餵食）	
ADL-dependent	
ADL[1] = Activities of Daily Living（日常起居）	
PMHx:	
1) DM / HT / HL	
2) AF w/ Hx of CVA w/ residual hemiplegia	
CVA = Cerebrovascular Accident（中風）	
3) Resistant Bed Sores on daily dressing	
Adm x Fever	
- 5th admission for fever in past 2 months	
- Previously treated as bed sore infection	
- Treated w/ multiple lines of antibiotics	

	Progress	Management
	Physical Examinations:	
	- BP 164/82 P 106 T 38.2 SpO2 98% on 2L O2	
	- Sacral sores w/ discharge	
	Plan of Management:	
	- Obs Q4h	
	- R/T feeding	
	- Bloods + septic workup	
	- CXR	
	- Wound C/ST	
	- Resume usual medications	
	- IV Augmentin 1.2g Q8h	

「這個病人我們全病房都認識的了。」

「你怎麼會認得他？」

「大家都認得他的種菌報告。」

「甚麼？」

「你看一下。」

「MRSA, MSSA, Pseudomonas, E. Faecalis...」

「這許多的醫院惡菌都已經長居在他身上，微生物科醫生已經研究過這堆種菌報告不下萬次，那抗藥性的報告我們都大概倒背如流。」

「那可以怎麼辦？」

「無辦法。我們之前已經試過很多不同的抗生素，理論上當然可以盡用所有適用的抗生素，但一來病人未必承受得了，二來打走了菌後他那些傷口都已經很難復原。我們先打廣譜抗生素[12]，排除其他發燒的可能性吧。知道長期臥床的老人院伯伯最常見的發燒原因是甚麼嗎？」

在同一間醫院做得久了，有一些病人的名稱會變得人所共知，大家都會說「阿XX又入咗嚟啦」。

曾經見過一個病人幾乎每天都會來到急症室，每次都說自己氣喘。他是一個長期煙民，患有慢阻性肺病（chronic obstructive pulmonary disease，簡稱COPD），卻就是不肯用噴劑；無法控制病情，自然會氣喘。更有趣的是，他來急症室登記後，有時候卻在見醫生前自行消失，有時候則是見醫生後便消失，藥也不拿。就算入了院，一、兩天後他便會堅持自行簽字出院，總之沒有一次可以完成療程。這個情況風雨不改地發生了許多年，大家也逐漸習慣了，太久未見，甚至還會擔心他到哪兒去了。

不少人都抱著「唔知咩事就入院檢查一下住幾日囉」的心態，但入院其實也有風險，以長期住院或臥床的病人來說，褥瘡、尿道炎、肺炎，必中其一。

褥瘡（pressure sore）是指當身體一些部分在長期受壓的情況下，因為血液循環不足而造成的傷口，嚴重的可以深入筋肌。最常見到褥瘡的地方自然就是臥床時的壓力點，例如屁股、腳跟等。見過一些癡肥得肚腩如「米芝蓮」一樣的病人，肚腩的層與層之間也可以出現這類傷口。要預防，就要讓病人盡量活動，長期臥床的病人要靠人每隔幾小時幫他轉一下身、移動一下枕頭。可是，就算轉得如燒串燒一樣，褥瘡亦會無可避免地出現。

臥床也要解決大小二便，所以不少上了年紀的病人在醫院都要穿上尿片。日「醃」夜「醃」，除了每次換片時都傳來一陣「鹹香味」之外，也會增加尿道炎（urinary tract infection，簡稱 UTI）的風險。若是長期插著尿喉的話，風險便更高。

不少長期病患亦會有吞嚥問題，常發生我們俗稱的「落錯格」，即食物跌到氣管去，引起所謂的吸入性肺炎（aspiration pneumonia）。無論在老人院或醫院內，這些病人每吃一啖飯、每喝一口水都有「落錯格」的風險，所以肺炎是在內科病房最常見的病症之一。

如何處理吸入性肺炎，其實也是一門學問。

醫學昌明，插胃喉和打鹽水豆一樣常見。在香港，當言語治療師（speech therapist，簡稱ST）認為病人用口進食出現「落錯格」的風險太高，醫生便會和病人、家屬商討插胃喉的事宜。聽上去很符合邏輯，實際上又如何？

幾年前，香港有老人科醫生在本地醫療期刊[註]上為大家分析過鼻胃喉的效用。研究發現，鼻胃喉對防止「落錯格」並沒有效用，甚至會令情況更差。用了，的而且確可以令不肯進食、難以進食的病人得到營養，但由於胃的開口不能完全合上，部分研究甚至認為「落錯格」的風險有所增加。而且，在現實中，有時病人插了胃喉之後不合作，經常會掙扎，甚至會將整條喉連根拔起，令胃酸、鼻血四濺。為保胃喉，我們便要用上鎮靜劑、安全背心，不再掙扎，但得到褥瘡的風險便會增加。不少腦退化的病人不時絕食，可以是因為心情不好，也可以是因為醫院餐太難吃。不插胃喉的話，你又能夠接受到現今醫學容許有人餓死嗎？

研究還研究，事實上，十個類似的病人，九個半也插著胃喉，因大部分人都接受不了讓家人活生生餓死。家中沒人餵飯、沒人看顧的話，這些公公婆婆便都要被送到老人院照顧。根據我短短幾年間的觀察，我發現老人科醫生說的沒錯，在復康病房的病人，由護士們餵鼻胃喉，不少都會再次患上吸入性肺炎，甚至可以連綿不斷

註：Luk JK, Chan FH, Hui E, Tse CY. The feeding paradox in advanced dementia: a local perspective. *Hong Kong Medical Journal*. 2017 Jun;23(3):306–10. doi: 10.12809/hkmj166110. PMID: 28572521.

地發生好幾次。肺炎了，便要打抗生素。菌，只會愈打愈惡；視乎病人吸入性肺炎的次數，只會愈打愈密。看著不少這類病人，從每幾個月入院一次，慢慢變成每兩星期一次，種出來的菌一次比一次惡，直至終點。

全球有幾十億人，在生物學上都是同一種生物，都叫*homo sapiens*，但這幾十億人內有不同種族、有不同身材、有不同性別，有人比較怕熱，有人比較怕冷。同樣道理，即使是同一款細菌，菌與菌之間都可以有些微差別。

以最出名的金黃葡萄球菌（*Staphylococcus aureus*）為例，一開始被發現的時候，大都是馴良的小綿羊，能輕易被最簡單的盤尼西林類抗生素殺死（例如甲氧西林〔methicillin〕）。日子有功，綿羊們被殺得七七八八了，剩下來的都是更強勁的羊怪獸，面對盤尼西林完全沒有絲毫驚懼，這就是所謂的抗藥性。羊怪獸不斷繁殖，世界的金黃葡萄球菌便愈來愈少綿羊，愈來愈多怪獸，也就是耐甲氧西林金黃葡萄球菌（methicillin-resistant *Staphylococcus aureus*，簡稱MRSA）。

如此類推，用藥愈多，就是給各路小綿羊練功，練得愈多，一街的小動物便都成為妖魔鬼怪。

要對抗MRSA，一般會使用更強勁的萬古黴素（vancomycin）。用得久了，世界也開始出現一個連萬古黴素也對付不了的變種——vancomycin-resistant *Staphylococcus aureus*，簡稱VRSA。幸好，VRSA不太常見，而我們暫時也有更強的抗生素去對付它。

問題是，同樣的故事在所有種類的細菌上都會發生。道高一尺，魔高一丈，終有一天世界的細菌全都練成金剛不壞之身，而我們來不及發明更新、更強的抗生素。

我工作的醫院內有一個入院常客，他住在老人院，長期臥床，背脊長滿褥瘡，最大的一個比人頭更大。因為傷口發炎，他經常發燒，所以亦經常住院，即使打了抗生素、洗過傷口，褥瘡還是生了一個再一個。有一次他被收到我的病房來，我打開他傷口組織的種菌報告一看，圍觀的人都大叫一聲「癡線」。傷口種菌報告列出了四、五種細菌，每一種也是抗藥性惡菌。翻查紀錄，他打過很多不同的抗生素，連微生物科和傷口科都舉白旗投降，病房職員作臨床護理時都要穿上全副武裝，而他就繼續生存於發燒、入院、退燒、出院的循環中。

不要以為你只要身體健康、不臥床，便甚麼事也沒有。

世界衛生組織將抗藥性惡菌列為全球十大公共衛生危機之一。抗藥性惡菌愈來愈多，終極抗生素卻愈來愈少，也愈來愈貴。細菌無分國界，終極抗生素卻只有富裕地方才可以擁有。貧苦地方沒有藥，就算是富裕地方，財政負擔也是一大難題。要知道，貴的抗生素可是幾百塊錢一針，整個療程只計藥費成本已經逾萬元。

要減低抗藥性的出現，也就要停止幫小綿羊們練功，盡量少用抗生素，而且用夠療程就好了。

我們內科醫生其實都是幫兇。

我們常罵街上的診所連傷風感冒也處方抗生素，但其實所有收進內科病房的發燒病人，我們都會處方抗生素。書本上說，懷疑是細菌感染時，先開第一線的廣譜抗生素，再根據種菌報告調整至最適用的抗生素，但公立醫院實在沒時間慢慢研究。

安美汀（augmentin）是我們最常用的抗生素，使用率跟退燒藥一樣頻繁，所以又被人戲稱「augmen 雞」。我們在收症時，只要見到病人發燒就會寫下「IV Augmentin 1.2g Q8h」，同時要病人留樣本種菌。留尿、留痰其實比大家想像中難。兩天時間迅即過去，有時樣本也未留到，更遑論報告。病人仍在發燒，我們也只好升級至第二線廣譜抗生素。再過一天，樣本留到，報告未有，病人仍在發燒，抗生素被升級至第三線。

我們盡可能地使用最少、最簡單、最短時日的抗生素，但這類高燒不退、種菌又沒結果的情況實在不時發生。亦時有發生在退燒出院後，種菌報告才出爐的情況。試問在一日一世界的內科病房，我們又有多大空間去慢慢等？

愈瞓愈病

「點解我老豆出院之後會行唔到路！」

這類投訴十分常見，可以是自家病人出院後家屬打來追問，也可以是病人入院時來自家屬的提問，向我們投訴上一手的醫護不盡責。其實出院後行動差了可以有很多原因，除了是因為中風一類顯而易見的直接原因之外，還有一種問題叫做 deconditioning。

Deconditioning 的意思是當一個人因為各種原因長期臥床，身體會慢慢「忘記」了如何去運動，行動力就會變差，這個現象在老人家身上極為常見。有些可能會出院時要用枴杖、坐輪椅，甚至之後變成要長期臥床。除非照顧者有充足時間協助病人每天好好活動，否則這種「失去能力」的情況很難避免。

病癒後，行動能力並不一定能夠回復原狀，只可以嘗試找來物理治療師、職業治療師等專家來幫他們做運動，令病人的肌肉能重拾一點記憶。不少人聽到可以找治療師幫忙，便要求繼續住院直至完全復康，但治療師不是救世主，不能令所有行動不便的人都回復「識行識走」的狀態。老人科醫生和這些專業人士可以在檢查過程中評估老人家復康的進度，但不代表復康做得愈久便凡事可成真。

除了因病而臥床，還有另一個主因叫fall prevention（預防跌倒）。

外科醫生以手術成功率、術後併發症率之類去衡量自己做得好不好，護理學當然也有類似的指數，其中一項最常提到的就是fall prevention。

入住內科病房的病人大都七老八十，就算不用枴杖，也不會是健步如飛。病房環境擠擁狹窄，除了病床多，儀器也多。病床旁掛住垃圾袋、病床遙控、尿袋，還有不同的電腦、心臟監察儀、鹽水架，即使對年輕人來說也是一場障礙賽。特別是在晚上，病房燈光昏暗時，更是容易跌倒。跌倒可以流血、可以骨折，不幸撞到頭部甚至有腦出血的可能，所以護士們都十分著重評估病人跌倒的風險。如果風險高，我們當然會建議不要下床，大小二便盡量用尿壺在床邊解決；如果病人因為各種原因而不能依從指示，便有可能要使用尿片和各種束縛用衣物。

上了年紀的男人大都很重視個人尊嚴，日常起居飲食明明足以自理，怎會接受有廁所卻不能使用？又怎會接受別人扶著才上廁所？不止一次見到一些大叔或老伯大聲呼喝護士，堅持要自己上廁所，拒絕別人攙扶，結果也不止一次因此而發生意外。有些更反叛的大叔，甚至在上了床欄的情況下決意要在黑暗中上廁所，以為自己是世紀欄王想從床上一躍而出，後果可想而知。

無論是病人乖乖待在床上，或是被束縛衣限制，都會令其活動力減低，最常見的後續發展就是剛剛提過的deconditioning。有時候，看著那些患有腦退化症的老伯坐在床上一臉茫然，望著身上的束縛衣又不知道那是甚麼，就用一個小時的時間慢慢解開各種繩結，忽然就會「走犯」。

Fall prevention的原意當然很好，卻是病房內一樣非常令人討厭的工作。

每位病人入院時都會由護士進行跌倒風險評估，要是有可能跌倒，便會跟家屬討論使用束縛衣的問題，然後請醫生寫下醫囑。然而，意外就是意料之外。

我負責的病房有一位大叔，本身行動已經不便，需要使用枴杖，進院後還要痛風發作，大家都已經不斷提醒他小心一點，著他不要離開病床，但因為他神志完全清醒，也相當合作，便一直沒有使用任何束縛衣物。一天朝早，他想大便，病房護士便推來類似流動馬桶的「便車」，讓他在床邊如廁。拉上床簾以給他一點私隱，並請他「辦完大事」後通知護士。故事如此進展，大家當然猜測得到結局，大叔心想自己可以回到床上，沒叫任何人幫忙，最後便跌坐在地上。

那位大叔跌倒後，全病房所有護士不約而同地「唉」了一聲。可能因為「跌倒人次」是一個病房質素的重要指標，每次有病人跌倒時，經理都一定要到場了解，輕則嘮叨幾句，重則重重「照肺」，說他們如何失職云云。在不同醫院也不止一次見過頭頂冒煙的經理在護士站旁教訓下屬，但發生意外後找來下屬責難，對事情真的有幫助嗎？如果是因為護士疏忽而導致意外發生，那當然應該懲戒，但面對不聽指示的頑固病人，護士可以如何抵抗？晚上只得兩人當值，又要收症，又要上藥，怎可能確保沒有一個人忽然決定自己在床上跨欄？

跌倒是大事，為了防止意外發生，上束縛衣的要求愈來愈低，甚至有傳聞說有高層考慮過任何 GCS 不足滿分的人都要穿上束縛衣。全部都綁好便全部都不會跌倒，臥床臥到 decondition 了又不用呈報，感覺上卻是官僚大於病人福祉了。

還是一句：跌倒有數得計，尊嚴卻無從評估。

Bed #4

踢人出院

Love begins by taking care of the closest ones — the ones at home.

	Progress	Management
	Lives alone, no relatives	
	On meal delivery service	
	PMHx:	
	1) HT / HL	
	2) BPH BPH = Benign Prostatic Hyperplasia（前列腺增生）	
	3) AF on Warfarin	
	Adm x LOC ? CVA	
	- Found collapse on floor by meal service staff	
	- Cannot recall duration	
	Physical Examinations:	
	- GCS 15/15	
	- Right hemiplegia	

	Progress	Management
	Investigations:	
	- CTB: infarction over left MCA territory	
	Plan of Management:	
	- Obs Q4h	
	- NPO until ST Review	
	- Consult PT / OT / ST	
	- Consult Neurology	

CTB = CT Brain (腦部電腦掃描)

NPO = Nil Per Os (不准用口進食)

「你覺得他是甚麼原因昏倒了？」

「是中風了吧？」

「他有甚麼中風的風險因素嗎？」

「他本身患有高血脂，而且還有心律不正的問題。」

「無錯。心律不正在老人間十分常見，薄血藥正正就是希望減低中風風險。那你會為他作甚麼檢查？」

「是凝血指數 INR 吧？」

「對。我們發現他的凝血指數過低，薄血不足，令他中風的風險增加。不少人都聽過中風後可以打溶血針嘗試打通塞了的血管吧？你知道針要在病發後多少小時之內打嗎？」

「大概三至四個半小時？」

「正確。溶血針不是萬能，就算在限時內打針也可以有不同的併發症，例如流血，更有一個可能是中風未必殺得了病人，卻是打針後的併發症送了他一程。每一所醫院要打溶血針都會有腦科醫生把關，根據病人的病情、病歷去決定值不值得一搏。例如病人如果患有癌症、近期做過大手術、出過血、正在服用薄血藥，那麼打針的風險便會遠遠高於利益。你聽過 last seen well 嗎？」

「就是病人最後一次被目擊完全正常的時候。」

「非常好。正正因為治療的風險，我們才會嚴格地看清楚病人的發病時間。不少家人趕來急症室發現我們沒有打溶血針的時候，都會質疑我們是不是有延誤、失誤之類，有些甚至會不斷將發病時間推遲，希望符合打針的黃金時間。我們作為把關的，其中一樣工作就是要問清楚病人對上一次完完全全正常時的 last seen well 時間，去衡量打針與否。對於這位病人來說，打溶血針是不可能的了，但你覺得在未來的處理上最大的難題是甚麼？」

「呃……」

「是病人的何去何從。半身癱瘓了的他基本上不能自理，回家是不可能的了。這些很多時候都會成為醫務社工的難題，看看如何安排住宿，以及申請援助解決病人的經濟問題，也就是我們常說的 placement 問題。」

因各種原因被發現倒臥在家中的獨居老人比你想像中常見。

根據 2016 年的香港中期人口統計報告，全港只有長者的住戶數目高達二十六萬，當中超過十五萬戶為獨居長者。獨居，可能是因為家人逝世、移民，又或膝下並無子嗣，社交支援非常薄弱。前文討論過長者的醫療問題，在獨居老人身上便更為明顯。當我們平常還可以鼓勵病人帶同子女覆診時，這些獨居長者卻連緊急聯絡人也未必有。

很多時候，因為老人家未必能夠完全明白自己的情況，在討論病情、決定療法時我們都會和家人、監護人聯絡，但若然病人獨居，最親的就只有幾個好友，這些討論便不能進行。就算病人健康情況足以讓他回家，他有需要時如何及時求助、求救也是一個難題。

現時愈來愈多社福機構照顧這班獨居長者，有送飯服務，也有「平安鐘」一類的救助服務，但有多少人知道，又有多少人可以負擔？

在急症醫院內科病房工作，其中一個最擔心會見到的就是placement問題，簡單來説就是病人出院後何去何從、如何照顧的問題。擔心的原因，是這類問題都耗時很長，但非常迫切。

最常見需要安置的原因，是行動問題。

有些獨居長者每天日常生活都靠自己獨力支撐。或感染、或跌倒，撐久了，總會倒下。有些平常健步如飛的，也可以因為一次中風、一次心臟病，而變得行動不便。大家應該還記得，上文提過有一個現象叫deconditioning，基本上是指病人的身體因為臥床太久而忘記了如何行動。不少家人投訴的「入院前他明明自己可以行山，為甚麼現在卻要坐輪椅」就是這個原因。亦因如此，如非必要，我們也鼓勵老人家盡快出院，又或是自己走動一下，但這些總會因為實際病情、病房環境而變得不可能。

「醫院不是有很多治療師的嗎？完全復康後才回家不行嗎？」

治療師們負責全醫院的所有病人，每天每位病人獲分配十五分鐘已算難得。一天剩下來的二十三小時四十五分鐘，統統都要在床上度過。如果空間容許，有些病房可以讓病人坐「大班椅」，但整個病房就只有那幾張椅，又可以坐多久？而且，復康並不是萬能，未必能夠回到原本的運動水平。家人經常要求的「回復原狀」並不是每次也能做到。另外，醫院飯餐比飛機餐更難吃，病人們沒胃口消瘦下來也無可厚非。吃不好，運動不足，回家休養其實比留在醫院康復得更好。

要是家中真的支援不了，我們便要找相關同事幫忙。

小學常識科也讀過香港「地少人多、寸金尺土」，而香港樓價貴、「難上車」大概是全港所有人的共同意見，也是我們讓行動不便的老人家出院的一大難題。

想將老人接到家中同住嗎？香港有多少人可以買得起讓多人同住的住宅？就算我再孝順，也未必可以忽然拿出幾百萬來買樓吧？想自己照顧嗎？香港不少公司都對員工的出勤時間非常嚴格控制，不會容許他們因為照顧家人遲到早退。想找人來照顧嗎？莫說疫情期間，近年聘請家傭已不容易，就算找得合適人選，家居空間也是一個很大的問題。自己的家容納不了，便只好將父母送到老人院。

幸運的一群能夠將老人接回家，公營機構也提供了愈來愈多全面的支援。老人科有支援長者離院綜合服務，可以為出院後的病人

找來不同治療師、送飯等服務。如果需要短暫的復康服務，醫務社工可以幫忙尋找暫住老人院，又或者申請老人科的日間醫療中心服務。如果需要一些類似洗傷口、打針、抽血等的護理服務，醫院也有社康姑娘的服務。若有需要在家中裝設幫助老人家日常生活的設備，職業治療師也可以提供上門視察和提供意見的服務。

類似的出院援助其實不少，但也實在供不應求。如果病人的情況真的完全不適合回家，「Refer MSW x OAH Placement」這項醫囑便成為最後一招，找來醫務社工去安排病人入住老人院。

其實院舍並不只限於因為年紀問題需要照顧的病人，有人因為先天缺陷而需要照顧，有人因為中風、精神疾病等不能自理，亦有人因患有末期腎病要人幫助才可以洗肚、洗血，這都是需要不同類型院舍服務的原因。根據香港法例，香港的院舍分為高中低三個照顧等級，以照顧需要不同程度協助的院友。

找來醫務社工，我們有時會被形容為「踢人出院」。第一次聽到時，大概有點自我防禦，想立即否認，但再細想一下，那的而且確是我們的工作。

無論急症病房抑或是復康病房，其實都長期爆滿。即使是復康病房也要盡量將穩定的病人送出院，好騰出床位接收急症病房轉來的病人。在復康醫院工作的醫生當然會盡量給予時間讓病人休養，但也不可能讓病人無了期地在病房待下去。有時會有家人因各種原因聲淚俱下地求醫生、求社工讓病人住久一點，場面感人，但有時候也要硬下心腸。始終對一個人仁慈了一點，便有另一個人塞在急症病房，形成惡性循環，因此我們也只能夠在能力範圍內盡可能做多一點點。偏偏有一小撮人，也就是我們常說的「院霸」，從來不肯將病人接出院。每一次也推說沒有空開門、沒有地方容納、找不到老人院，實習時聽過一些故事，有些人甚至一住便住上幾個月甚至幾年。遇上這樣的病人家屬，醫生又怎可能不「踢人出院」？

在內科工作，我們總會遇上不少院舍。每有院友進院，我們都會看一眼地址上院舍的名字，「哦，原來呢一間」，心裏有數知道院舍質素如何、服務如何。好的院舍有良好的架構、紀錄，知道每位院友的覆診時間、藥物，負責姑娘對自己負責的院友對上一次大便是甚麼時候、甚麼顏色都一清二楚。曾經有病人家屬跟我說有些老人院甚至有專責護士可以為病人吊鹽水、洗傷口、換尿喉之類。要知道，不是每一間院舍都有如此服務。

大家在新聞報道都見識過服務較差的院舍可以差到一個怎麼樣的程度，我也不在此詳述。有時候當值至半夜，因為收症需要致電老人院，他們那事不關己、甚麼也不清楚的態度實在令人發火。可

能因為如此，認識一些護理系的同學說如果萬一將來發大達，都想開設一間更好的護理院。

新聞不時出現院舍的醜聞，但排隊的人龍依然未見減退。可想而知，院舍服務的需求有多大。

當然，香港的院舍也有先天性的限制。

資源不算充裕的情況下，它們沒有能力聘請太多的專職醫護人員。護士可能有幾個，但也不會有駐場醫生。於是，院舍最多的反而是病人助理，每天為院友作出日常照顧，換床單、洗澡、餵飯。有些老人院可能會和同區的一些醫生有聯繫，有事情便聯絡醫生叫他們出診，但更多時候其實老人院連基本的便秘、傷風、頭暈也未必處理得到。一般市民可能還可以到藥房買成藥，院舍職員卻不能夠派發任何未經醫生處方的藥物，就連一枝無藥性潤膚膏也要白紙黑字寫明是由門診派發才可以讓院友塗在身上。

試幻想，在晚上通宵更的時候，只有你一人在場，一位院友忽然發起高燒，你會怎樣做？

香港《安老院服務守則》第９章詳列了院舍的人手要求。法例定義了不同職銜，有保健員、有護理員、有護士、有主管。內容亦寫明了，院舍每晚起碼要有兩名通宵當值的員工，但並不一定要有護士在場。於是，晚上收症時致電老人院，十次有九次都只由晚間當值職員接聽，有時甚至長響沒人接聽。就算接聽了，大多數的回

覆都是「負責護士下班了，我只是當夜更的，得到的資料就是寫在紙上的那些」。

亦因為晚上當值的未必是醫療專業，院友有任何風吹草動時，他們只可以毫不猶豫地將院友送上白車。我們收症時，可能都試過暗罵一聲「發燒就不能等明早看醫生嗎」，但這班當值的人又怎能夠作出這樣的決定呢？他們又怎會夠膽為別人作出醫療決定呢？要是病人需要急救怎麼辦？要是病人真的有需要立即見醫生呢？就算九成機會不過是普通感染，我又怎能夠叫這班職員去分辨那剩下的一成風險？

曾經有一次收症，來了一個住老人院的婆婆。她患有末期病症，在還清醒的時候，跟家人一起訂下了預設醫療指示（advance directive，簡稱 AD），說明自己在未來入院的時候，不希望插喉、不希望作心外壓、不希望用靜脈抗生素，就連靜脈吊鹽水也拒絕。預設醫療指示在香港本已經不算常見，連鹽水也拒絕的更是罕見。我們找家人確認了病人意願後，當然會尊重她的選擇，但這也產生了一個問題──為甚麼要送她入醫院呢？

連鹽水豆也沒有，我們可以做的只是給她一粒口服抗生素。而且，立下如此保守的指示，婆婆大概是連醫院也不想入。問題是，在香港離世的人，都要醫生立下死亡證。如果在醫院外離世，即使病人患有絕症，又有誰可以證明他不是被人謀殺？遺體又應該如何處理？這些法律上的問題在香港已經討論了很多年，依然有很多商榷餘地。既然法例根本容不下在家、在院舍安然離世，對老人院職員來説最簡單的方法，還是把他「送上去先講」吧？

Bed #5

最後的路

Even if I'm dying, until I actually die, I am still living.

	Progress	Management
	NKDA	
	Smoker	
	PMHx:	
	1) HT	
	2) CA Lung with OT done, on chemotherapy	
	Admitted x bone pain	
	- Given multiple lines of treatment by oncology	
	- Recently diagnosed progressive disease	
	- Currently discussing? next line vs palliative	
	Physical Examinations:	
	- Cachexia	
	- GCS 14, confused speech	

NKDA = No Known Drug Allergy（無已知藥物敏感）

HT = Hypertension（高血壓）

OT = Operation 手術

GCS = Glasgow Coma Scale（格拉斯哥昏迷指數）

	Progress	Management
	Plan of Management:	
	- Obs Q4h	
	- Bloods / CTB	
	- Consult Pain Team	
	- Consult Oncology	

「癌症病人的病情不受控，因為於骨擴散而經常感到疼痛，診斷十分明顯，但這個病人有甚麼事情需要留意呢？」

「他現在的清醒程度減了一分，說話時明顯有點混亂。」

「最大的原因是甚麼？」

「可以是癌症向腦部擴散，也可以是擴散導致血鈣含量過高，兩者都是癌症病人神志不清的常見原因。」

「還有呢？用藥方面有甚麼需要注意？」

「病人經常投訴骨痛，在街邊藥房、不同門診都拿了不少止痛藥。藥物過量又或者是藥物副作用都可以導致這樣的情況。」

「非常好。病人之前已經嘗試過很多不同療法，剛剛才發現連最新的療程也控制不了他的病。在這種時候，和病人、家屬的討論攸關重要。究竟他們想繼續尋找新療法？又或者是進行紓緩療程？要是情況更差時，病人的意願為何？這些問題最好在一些末期病患的檔案中寫得一清二楚，趁著病人清醒時讓大家都清楚了解病人意願，免除爭拗和不確定的可能。」

始終每個人的性格也不同，病人對自己病情的意見和意願未必和治療團隊、親朋好友的想法一樣。曾經見過有一位老伯，在過去十多年間已經試過好幾次心臟病發，每一次也不肯「通波仔」，只願意使用藥物治療。這種決定不算罕見，不少都是因為病人覺得「死咪死」，選擇一條較舒適、較保守的治療路線，這位伯伯卻不同。我和伯伯的兒子討論過，原來伯伯一直以來「非常驚死」，害

怕任何高風險的程序，卻也不願就此死去，於是他不接受「通波仔」，但堅持一定要作出全副急救。

前文曾提及，不少癌症在現今醫學世界中已經成為和糖尿、高血壓一樣的長期疾病，切不了、消滅不了，用藥令它不再變差就好了，但這些最新的發展不是每一位病人都知道，也不是每一位病人都願意接受。

有些人連藥也不肯用，希望痛痛快快地了結；有些人不肯認命，即使機會如何渺茫也要尋找第十個隱世神醫拿到下一隻藥。這些病患的病情反覆，所以我們也愈來愈鼓勵病人跟家屬和醫護團隊要有良好的溝通，知道大家對病、對醫、對死的感受和看法，從而作出最適合的選擇。特別是在病人因各種原因不能再溝通時，這些紀錄和討論便變得更為重要。

跟老一輩談起住院，他們大都會搭上一句「千祈唔好救我」。

讀過急救的人都知道，急救離不開氣管、呼吸、血液循環。心外壓、人工呼吸就是用來維持這鐵三角。高級版的急救證書包含了分析不同的心跳，用不同的藥，但大前提依然是令心臟繼續跳動和維持血液流動。

讀過急救的人也都知道，急救成功的機會很低。如果病人在街上發病，醫院外的急救成功率大概12%，是為九死一生。如果在醫院內發生而且發現得早，成功率會提高至40%至50%，但也僅此而已。

當然，這只是平均數，成功機會率還要看病因。

心外壓、呼吸機只不過是用外力強行將血泵出心臟、將氧氣泵入肺部。如果它們不回復功能，任我壓得更久也沒作用。在腦出血、癌症、器官衰竭等危疾下，心肺功能根本已經很差，急救除了壓斷肋骨，基本上只會徒勞無功，就算救回了，很快也會再次變差。

心外壓，cardiopulmonary resuscitation，又名CPR，行內叫「搓人」。如果選擇唔搓，那份文件就是叫 Do Not Attempt CPR（DNA-CPR）。與家屬商討搓與唔搓是醫生其中一樣最常做的工作。

其實CPR就好似用藥一樣，是一種治療，是一個醫療決定，搓與唔搓並不是家屬說了算。有時候病人自己已經作出了決定，家人卻放不了手堅持要救，還會威脅醫護人員說：「你唔救我告硬你。」當然，這個決定如此重要，家人的意見一定會納入決定的考慮當中。臨終病人神志未必清晰，所以我們十分鼓勵病人要對自己的病情有適當的了解，並且提早將決定寫清楚。

這個預先訂明對未來治療路向的決定的過程有一個名稱，叫作「預設照顧計劃」（advance care planning），旨在讓病人和家人討論和明白病情從現在直至最後有可能的發展、可選擇的治療選項、何時放手、病人離世後希望作出的安排、器官捐贈等。另外，訂明在臨終時候作不作心外壓、插不插喉、吊不吊鹽水、打不打抗生素等的一份文件，則叫作「預設醫療指示」（advance directive，簡稱AD）。在香港法律下的「預設醫療指示」並沒有指定表格，醫管局則自家製作了一份指引，為末期病人、持續植物人狀況或不可逆轉的昏迷狀況、其他晚期不可逆轉的生存受限疾病的三類病人提供此項服務。這個服務在老人科亦存在，讓年紀較大的院舍病友提早作出決定。

這些預設文件讓病人決定自己在瀕危的時候接受甚麼程度的維生治療，而這一個問題在每一個人心目中也有一把不同的尺。維生治療是名副其實的「維持生命」，例如吊鹽水、插胃喉、打抗生素、輸血、強心藥、心外壓、插喉用呼吸機……對根本的病情是沒有幫助的。然而，在科技昌明的背景下，不少人對連鹽水也不吊、胃喉也不插、抗生素也不打自然會覺得匪夷所思。

最常遇見的問題，其實都是心理關口。

和家人討論 DNA-CPR 時，很常聽到「當然不希望他辛苦，但甚麼也不做又好像完全放棄了」、「心外壓太痛苦了，但其他的還是要做吧」。理論上不想家人痛苦，心理上卻覺得甚麼也不做好像直接放棄了家人。有一次，一位患有末期病患的少女情況急轉直下，因為事發突然，病房護士自然開始急救。我在病房門外見到了少女的姊姊和媽媽，姊姊大概已經有了心理準備，雖然傷心，但仍然控制得了自己的情緒；媽媽在聽到消息後卻崩潰了。無論事前準備如何充足，要白頭人送黑頭人依然是傷痛欲絕。媽媽差點便跪在地上向我叩起頭來，想我將她的女兒救回來。我扶起了她，對她說：「我無論用甚麼的強心藥、心外壓，我也壓不走她的病。現在打過了強心藥，她一息尚存，你真的要我繼續按下去，還是想把握機會

見她最後一面？」淚依然猛流，但她們終於忍痛作出了一個決定，少女也在家人陪伴下安詳離去。

有些時候，我們不能夠只看單一次的事件，記得之前說過老人家吸入性肺炎的問題嗎？我只看單一次住院的話，打點抗生素、吊點鹽水的而且確輕而易舉，但如果我在看的是病人，是看他的生活質素呢？打了藥後，他依然不斷進出醫院、依然有著愈來愈惡的細菌，他依然長期臥床、依然只靠營養奶維持生命，那我醫好的除了肺炎，還醫了甚麼？

得要好死

「好死」在華人傳統中是一個祝福，卻好像很難達到。

有一次在醫院收症，一位剛剛入院的叔叔站在護士站大聲叫嚷要求出院。一問之下，原來病情沒有大礙而尚算年輕的他獲分發一張在走廊旁的摺床。那一天，病房的佔用率遠超 100%。坐在摺床的他被路過的針車、藥車、推床撞到過幾次，連放私人物件的櫃也被人推到走廊的另一邊。

又有一次在內科病房巡房，病人家屬聲淚俱下地投訴。一位末期癌症病人連下床的力也沒有，大小二便都要在床上解決，想喝水的時候卻又倒瀉了。天氣漸寒，卻只得那張愈蓋愈冷的醫院花被。那一天，病房的佔用率依舊高企。護士連急事也未能完成，添被更衣之類的事又怎會有空閒去做？

試問，在如此的空間下離開這個世界，又如何算得上是「好死」？各聯網有自己的紓緩科病房、復康病房服務，但在遠離家人的情況下離開，又算不算得上是好死？

在病房、門診見到患有末期癌症的病人時，他們對於離世時的安排大都有同一個要求——在家離世。在香港，這件事有可能，但困難。

香港法例規定病人離世後，要由醫生簽發醫學證明書、由入境處簽發死亡登記證明書等。而且，在家死亡的話，遺體的處理亦要由警署、消防局作出相關許可，當然亦要和居住的地方作出協調。在醫院離世的話，以上一切當然有既定程序，亦有熟手技工；如果在家離世的話，一般市民又如何可以作出相應安排呢？

香港公立醫院有善終服務，亦有外展服務，但一般著重病人的症狀處理和對家人的支援。如果真的希望在家善終，大都要依靠各個慈善團體、私人機構。這些服務存在，卻不算太多，大部分病人和家屬亦未必聽過，不知道原來這個選擇一直存在。曾經聽過一個例子，一位病人找來了一間私人機構作安排，在人生最後的時間裏有著親人、寵物在旁，還可以播著自己最愛的樂曲。機構則負責一切善後工作，包括和管理處安排升降機、向相關部門領取許可、找醫生簽發死亡證等。遺體在家中逗留期間，他們甚至還會幫忙處理遺體。

其實，阻止病人在家離世的除了一切繁文縟節，還有家人。不是因為家人反對，反而是因為他們害怕。在最後的日子，病人的症狀會慢慢變差，可以是氣喘、嘔吐、痛楚等。見過不少例子是病人才剛剛堅持出院，回家後症狀變差，又被家人召來救護車將他送入醫院。看著病人辛苦，心理壓力的而且確會很大，不知道找誰幫忙便只好叫來救護員。因此，照顧者的心理健康和教育其實也是善終服務很重要的一環。

又有一次，見過一個患有末期癌症的臨終病人。

他因為手腳無力被送到醫院，電腦掃描見到癌症已經擴散至腦部。由於之前他已經接受過很多不同的治療，病人自己聽到消息時都已經跟主診醫生説：「無謂勉強。」誰知道，在跟他的家屬討論的時候，卻一波三折。先是太太堅持要努力，再是父母堅持不要白頭人送黑頭人，弄得病人自己也是一臉無奈。一直討論都沒有結果，家人堅持要將他轉往私家醫院，方便治療和探訪。

由於他不是我的病人，我也不知道詳情，只知道他在幾天後被轉往了私家醫院。根據電腦紀錄，他在數星期後便與世長辭了。

事實上，香港的善終服務曾經領先全球。從大概二、三十年前出現了第一批的紓緩專科醫生，相關的服務陸陸續續應運而生，但開了頭，卻未有得到相應的蓬勃發展。

1967 年，位於黃竹坑的南朗醫院成立，成為第一間專門為腫瘤科病人設立的醫院。當時癌症依然沒有甚麼方法可以有效醫治，患病和被判死刑沒有太大分別，所以醫院大多都是接收末期、臨終的癌症病人。為了更好地照顧這一班病人，南朗醫院在八十年代開展善終服務，為病人提供全方位的服務去紓緩末期症狀。1991 年，醫管局成立，從香港防癌會手上接管南朗醫院，直至 2003 年為了節省開支而將其關閉。後來，香港防癌會重新接手管理，並由香港賽馬會慈善信託基金捐助改建，成為了現在的癌症康復中心。

當年南朗醫院的關閉曾經激起過一點討論。

紓緩專科是所謂最沒有光環的專科之一。在災難現場、手術室衝鋒陷陣的外科、骨科、急症科當然是追求刺激的電視劇觀眾寵兒；內科因為覆蓋範圍甚廣，也算是為人認識；紓緩科和其他在實驗室工作的專科一樣，大眾很難看清楚他們的努力，受益人也很難會再寫上感謝信。認識的人少，願意投身的醫生、護士也少。分秒必爭的專科得到的資源較多，而紓緩科一類很難量化的專科，得到的撥款自然較少。

經過了許多年，紓緩科在靈實醫院、葛量洪醫院等地方提供服務，總算有自己的一小片天，但當醫管局沒有餘力去發展這一方面的醫療，香港善終服務便仍然非常依賴私人機構、非牟利組織。

做到「好死」，病人、家屬對此的認識重要，配套也重要，還要計算天災人禍。

這兩年來新冠疫情蔓延全球，除了國與國的交往暫停，人與人的聯繫也不復存在。醫院和院舍都取消了探病時間，以免出現院內爆發。疫情前只會聽見病人沒人理會，哪有試過想探無得探？探訪的規則和疫情一樣反覆，導致不少臨床上的改變。

疫情期間，不少病人寧死也不肯入院，一怕染上肺炎，二怕沒人探訪。見過有心臟病的病患痛到差不多要暈死過去才不情願地被人送到醫院，也見過紅斑狼瘡的病人即使病情復發也只是塗點藥膏了事。更常見的，是大家不再到醫院覆診，全都只是配藥而不見醫生，隔了好幾個月甚至一年後才回來，發現病情根本老早不受控制。

除此以外，一班末期病患的情況更是令人心痛。

末期病患不止包括癌症，還有那些因腦退化症長期臥床的、中風後全身癱瘓的、末期腎病洗不了腎的、末期肺病需要長期使用呼吸機的，這些統統都是紓緩科服務的受眾，有不少都需要長期住在醫院或院舍。執筆之時，防疫規例已經放鬆了一點點，但回想防疫條例最嚴格的時候，這些地方在疫情期間都婉拒一切常規探訪。就算入了院，也要由醫生判斷其是臨終病人才可以給予恩恤探訪。即便有探訪資格，也是一天只可以讓兩個人見半小時。這些規例每隔幾星期便會改變一次，即使是前線人員都有一點無所適從，要求家屬理解便更有難度。醫生、護士經常為此在電話上和家屬爭論，更試過有家屬衝到病房門口要求見病人，甚至發生過報警説醫院禁錮病人的事件。

我最深刻印象的一次是我當值時收來的一位婆婆。長期住在院舍的婆婆是一位中風後長期臥床的病人，因為有點發燒被送到醫院。血液報告一出，大家都不禁「嘩」了一聲。對比之前尚算穩定的指數，這次的報告簡直是「滿江紅」，連一個正常的數字也沒有。比天高的肝腎和發炎指數説明婆婆體內的感染應該已經有一段時間，而且相當嚴重，血壓和心跳也開始浮動。我們當然可立即使用強力抗生素，但婆婆的情況依然不容樂觀。

我立刻致電婆婆的女兒，讓她知道一下病人最新的情況，亦當然無可避免地要談及DNA-CPR的問題。婆婆的家人其實也知道她的時日不多，傷感和淚水難免，但也接受我們的建議，在用藥方面盡量幫助婆婆，但要是婆婆情況變得更差，我們也無謂逆天而行。

一切本來如常。

「那我可以探望一下媽媽嗎？」

這個問題本應是這個情況下最正常的問題，卻因著疫情而變得不一樣。我解釋完了當時的「兩個人三十分鐘」規定，我這個本是照顧她媽媽的天使忽然成了天下間最醜惡的人，被家屬臭罵了五分鐘，再罵病房護士、醫院高層、醫管局、政府……女兒一家有三個小孩，「佢以前最錫就係佢啲孫！」，我卻只好再重提「兩人、三十分鐘」。那已不是我第一次被迫無情、冷血，一個病人臨終要見的人又怎會只得兩個？

「疫情下老人院已經幾個月無畀我哋見過佢！而家連死都唔畀見？」

我說過，院舍一向是內科的「大客」，而醫院每天的生離死別又豈止一二？這個故事令我記得那麼清楚且深刻，卻其實也是每天都會在醫院發生的日常戲碼。究竟無情的是病毒，還是人類？

Bed #6

怎麼用藥

Let food be thy medicine, and medicine be thy food.

	Progress	Management
	ADR to multiple analgesics	
	ADR[15] = Adverse Drug Reaction（藥物不良反應）	
	PMHx:	
	1) HT	
	HT = Hypertension（高血壓）	
	2) Anxiety Disorder	
	3) Headache / Migraine	
	FU Private	
	x = For（為了）	
	Admitted x Dizziness	
	Dizziness for days, near LOC today	
	No fever / evidence of infection	LOC = Loss of Consciousness（失去知覺）
	Seen by private neurologist:	
	- Seeing multiple private doctors for recurrent headache	
	- Some therapeutic duplications	
	- Refused to cut down on medications	
	- To assess for possible dependency / medication overuse headache	

	Progress	Management
	Enquired about use of analgesics	
	Insisted her life depended on them	
	Repeatedly request for medications	
	Plan of Management:	
	- Obs QID	
	- Trace private medications	
	- Consult Pharmacist / Neurologist	

「你認為這個病人為甚麼頭暈？」

「服藥太多？」

「正確。血壓藥本身已經可以令病人頭暈。醫治焦慮、頭痛的藥物也能使人頭暈、昏睡，吃這麼多藥，任何正常人都會暈。」

「需要檢查其他長期頭痛的可能性嗎？」

「這位病人已經不是第一次入院，每一次都是簽字自行出院。以往已經做過不少檢查，可能性基本上只餘一個。」

「Medication overuse headache?」

「對。我們找來了病人的醫療紀錄，她自己去看不同的私家門診，取得一堆頭痛藥，有一些甚至是相當強力的精神科藥物，還有幾隻藥是和其他門診的配藥重複的。我們找過專科醫生幫病人戒藥，也試過勸導，但她依舊頑固，根本已經和濫藥沒有分別。」

這是個很有趣的問題。

醫頭痛的藥竟然可以引致頭痛，對病人來説一定是荒天下之大謬，卻是一個實實在在的診斷。頭痛很常見，不少病人都很怕頭痛的感覺，又發覺頭痛藥好像沒甚麼效用。用的藥愈來愈多、愈來愈強，如果同時用的藥很多，又每天都在服藥，便有可能造成這種頭痛藥導致的頭痛。

要處理其實不難，基本上跟平常戒煙、戒酒差不多，就是逐漸減少每一隻藥的分量，然而如何令病人接受療程卻是一大難題。和酗酒的人一樣，十之八九的病人並不認為自己吃藥太多，因此不會接受這個診斷。藥物上癮跟煙、酒、毒品成癮一樣，戒藥的時候會有症狀反彈的情況，試問當醫生跟你説你服的藥正是導致你的頭痛的原因，但停了藥後會更加頭痛，任何人聽到也會想打那位醫生吧？

與其煩惱之後的處理，倒不如看一下病的成因。

我不是説病理原因，是社會原因。

病人有頭痛，也有焦慮症，對自己的病情執著是正常不過的事。香港的醫療結構容許病人自己隨便尋找不同的私家醫生，而眾多醫生根本不會知道原來病人連腦科醫生也已經看過三個。每一個私家門診也開自己的藥，沒有官方渠道得知其他私家醫生開的是甚麼藥，亦不會知道開的藥其實有沒有重複、相沖。即使其中一位醫生心有疑問，病人大不了再另覓神醫，問題依然持續。

合作用藥

在看門診時，最擔心的就是見到藥名下面註明了不同醫生、診所的名字，也很怕看到列上二十種藥名「水蛇春咁長」的藥單。

在公立醫院體制內的病人，不少都有覆診私家醫生。在香港，病人要向私家專科醫生求診，撥一通電話便可以預約，非常方便，除非因為保險問題才需要另看醫生拿轉介信。可能是在公立醫院看甲病和乙病，在私家診所看丙病，亦有部分是一病兩醫。有見過病人根本不相信公立醫院，認為私家醫生說的才是金科玉律。私家醫生開了藥單，卻又嫌街上藥房售價太貴，來公立醫院覆診就是為了拿藥，那病人跟我說：「你不用管太多，照這藥單開藥就好，不要多說廢話。」先是對醫生不尊重，也要公立醫生平白無端負起了解那些藥物的責任。藥單上寫的名字是我，我便有責任看清楚你是不是真的有這個需要。

聽過部門的高級醫生分享，說有些私家醫生的用藥取向都是愈貴愈好、愈新愈好，但其實藥效根本和舊藥沒有差別；更有私家醫生為了留住病人，會將藥物開得天花龍鳳，每一隻藥也要不同時辰服用，總之是複雜得其他醫生根本不能了解。不能了解，便不能醫，病人便一定很「忠誠」地繼續往私家診所處覆診。有時病人看過私家醫院、私家醫生，回到公立診所便會說：

「你甚麼也知道了吧？」

「知道甚麼？」

「我在某某醫生那裏做的報告呀。」

「我為甚麼會知道？」

「醫健通呀！」

醫健通是香港政府建立的一個公私營醫療機構合作平台，旨在讓所有病人資訊在獲得授權後可以互通。醫管局的資訊大都會自動上載至電腦系統，但私家醫生的報告卻未必。十次有九次我登入查看時，私家醫生的報告都不見影蹤。由於上載需要病人授權，私人診所、醫院大都不會自動將任何資料放上去，直至我們檢查時病人提出，對方才會行動。亦因如此，大部分時間醫健通對公立醫生來說沒有太大幫助。

另一個對醫管局醫生來說，跟私家醫生的報告一樣無影無蹤的，就是衛生署。

從前，香港的醫療體制是由一個叫醫務衛生署的政府部門負責。運作了幾十年，部門被認為愈來愈官僚，並未能夠有效處理香港市民的健康。於是，醫務衛生署在1989年正式一分為二，分別為醫院事務署和衛生署。在一、兩年的交接後，醫院事務署便成為了現在的醫管局。

醫院管理局（Hospital Authority，簡稱HA）是香港法定機構，向食物及衛生局匯報，負責全香港所有公立醫院及門診服務，但不算是政府部門的一部分。在成立之初，醫管局成功更有效率地管理全香港的醫院、門診，當時醫院的加床全部被清空，就連專科門診的輪候時間亦只是一至兩星期，簡直是打響頭炮，甚至對私營市場造成威脅。

另一邊廂的衛生署（Department of Health，簡稱DH）是正式隸屬食物及衛生局旗下的一個部門，負責公共衛生健康、預防疾病等，服務包括學童保健、母嬰健康、公務員診所、長者健康中心、控煙控酒、旅遊健康、法醫、胸肺科門診等不同門診。

大眾眼中，兩者都是公營，但實際上兩者並不互通。懷孕女士到醫院求診，產科醫生要靠著母嬰健康手冊上用釘書機釘著的覆診紙去了解媽媽和寶寶的情況；肺癆病人一般由胸肺科門診負責，但有併發症需要住院時，醫院醫生也只可以靠著病人拿著的粉紅卡紙去得知病人用藥的情況，而衛生署的醫生便要將報告、「肺片」複印，再將硬本送到醫院去。如果病人從胸肺科醫院出院回到胸肺科門診看病，甚至要申請將「肺片」印成實體X光片，帶回衛生署門

診。這許多的歷史問題到今時今日依然存在，也為看診時帶來不少煩惱。

老實説，醫院現行的電腦藥物紀錄並不完美，即使病人只在公立醫院看病，藥物紀錄依然一片混亂。這個情況在經常出入醫院的病人檔案裏尤其嚴重。為了盡量弄清楚，有些醫生習慣在藥物名稱下方標註每一隻藥，寫明是從哪一間醫院、哪一間門診取的藥。如果是衛生署、私家領的藥便分別寫著「DH」、「Private」。將病人用的藥都記下來，系統便可以檢查有沒有藥物相沖、重複等，卻又衍生了其他問題。

如前文所述，一個病人可以有「幾頭住家」。我覆診時檢查了病人的血糖，發覺太高了，血糖藥卻是衛生署開的。電腦紀錄我改不了，病人也不知道自己那堆藥中哪一款是血糖藥。電腦不能互通，我又不能寄封電郵之類的給衛生署的同事，於是大多時候我們都只可以打一封信，叫病人拿去給開藥的醫生，提醒他轉藥。一張紙，可以掉了、可以忘了帶去覆診、可以忘了遞給醫生，雖然執行了很久，是否「行之有效」卻大有商榷餘地。

多重用藥

讀書時有一個名詞叫「多重用藥」(polypharmacy)。它的定義在醫學界依然有爭論，但普遍來說是指一個病人同時服用五隻藥或以上，平常的內科病人大概有大半的人符合定義。

就好像之前說過的老人家服藥問題。

冬青膏、必理痛、頭暈丸、眼藥水……統統都是門診藥單上的常客，還經常見到各類維他命丸、鈣片之類。拿這類藥的人十之八九根本沒有症狀，只是想拿一點藥看門口。問他為甚麼要吃維他命，他自然答不知道，但如果你要停他的藥，他便會又抽筋又頭痛，總之一定要吃維他命才可以維持生命。

都市人睡眠質素差，老人家睡眠需要下降，大家便都用藥解決，而且愈用愈重藥。黃藥丸(學名為 chlorpheniramine，常見品牌名稱為 Piriton)是一種抗組織胺，用來醫治各類敏感，但有令人昏昏欲睡的副作用，也就是平常大家吃傷風感冒藥時被警告「不要服後駕駛」的原因。於失眠的人來說，副作用變成療效，也是我們最常開的初階安眠藥。當然，吃久了，公公婆婆們都會說黃藥丸沒效，要醫生「開啲勁嘢」，於是，便需要動用到精神科用的鎮靜劑。輕一點的有 Z-drugs，重一點的便要開 benzodiazepines。這些

都是精神科藥物，都有機會上癮，出現依賴情況。例如，其中一款 Z-drug 人稱「白瓜子」，被香港禁毒處列為香港常見毒品。根據藥物濫用資料中央檔案室第六十九號報告書所包括的五千多位吸毒者，在 2019 年有 15%的人「白瓜子」成癮，比 2010 年有上升趨勢。更有趣的是，「白瓜子」正正是門診的老友記們最愛要求的安眠藥。

所以，他們經常投訴一日不吃安眠藥，一日也睡不著覺，這很大可能不是失眠的症狀，而是已經上癮。你看人家戒煙戒酒，開初不也是症狀四起嗎？讀書時有一份「CAGE」問卷，簡單四條問題，中了任何一樣也是酗酒的徵兆。

Cut Down: 有沒有試過自覺需要減少喝酒？
Annoyed: 別人説你喝太多的時候，你會感到討厭嗎？
Guilty: 你從來有沒有因為喝酒而感到慚愧？
Eye Opener: 你有試過一起床便去喝酒嗎？

將「酒」字轉為「安眠藥」的話，不知道老友記們會中多少項？大家知道為甚麼我每一次要為病人減安眠藥分量時也是十足黑社會「講數」吧？

維他命又要，安眠藥也要，豈能不多重用藥？

美國家庭專科的一份期刊[註]曾經列出容易多重用藥的人的特徵：愈老的人、愈多病痛的人、有腦退化症的人、有精神科疾病的人、沒有家庭醫生而看十萬個專科的人……根本就在描述我們每天在門診見到的病人。前文有提及，吃藥太多，劑量、次數容易混亂，但除此之外，也是在燃燒大家所繳的稅款。

吃不同的藥物有不同的副作用，但當有二十種藥的時候，症狀源頭便很難確定，不少時候甚至是另開第二十一種藥去將副作用壓下來。以安眠藥為例，吃了會累、會暈；吃了傷風藥，原來有抗組織胺成分，更暈；老人最愛吃的止痛藥，部分也能使人昏睡、頭暈。於是，有點長期背痛又忽然傷風的伯伯，想吃點安眠藥就早點上床休息，誰知吃完了藥，暈一暈，跌倒了，撞到頭了，便一輛救護車直送急症室了。發生了併發症，然後要用的藥便更多。多重用藥，錯誤多、混亂多、意外多、副作用多、意外多，最後便加重門診、急症室的負擔。記得我說過我很怕在門診要開長達二十種藥的藥單吧？要每一隻藥檢查劑量、用量、用處，核對一張藥單已經累得我沒了半條人命，但我們門診要看幾十個病人！我對一次，藥劑師再對一次，如果我說一整天下來沒犯任何錯誤，你相信嗎？

如果以後我們將看門診、配藥分開，會不會簡單一點？

註：Halli-Tierney AD, Scarbrough C, Carroll D. Polypharmacy: Evaluating Risks and Deprescribing. *Am Fam Physician*. 2019 Jul 1;100(1):32–38. PMID: 31259501.

要不然，可不可以全港藥房有一個共通的系統，即使沒有太多臨床資料，藥劑師在配藥時起碼可以肯定用藥沒有重複、沒有相沖，而醫生只要更改紀錄，甚麼藥要做加減、停藥全部在這藥房系統上一目了然。這又能不能改善之前提及的病人濫藥、老人用錯藥的問題？

藥劑師平常最常做的工作有二。

第一，是理解病人真正用藥的規律。藥房紀錄和病人真正吃藥的頻率未必相同，有些人會自己加減藥份，有些人生活忙碌一星期的藥只吃了三次，有些人聽了姨媽姑姐的意見甚至會因為害怕副作用而自行停藥。

「咦！婆婆，對腳有水腫喎！」

「係呀！」

「你啲去水丸點食㗎？」

「無食喎！」

「吓！點解呀？」

「水腫咪唔食囉！」

「吓！水腫唔食去水丸，咁你食緊咩？」

「無呀，飲多啲水囉！」

這類耐人尋味的對話不止一次發生，卻不是每一次在門診也會被醫生查得出來。在病房、藥房內，藥劑師的工作便是要拿到最準確的資訊。有些聯網甚至會派駐藥劑師到各病房去覆檢每一位病人的藥單、追查吃藥習慣、有否在外服用其他藥物之類，是一個我們極為需要、極度信賴的服務。每天早上巡房見到他們準時拿著比字典還厚的全病房病人的藥物紀錄來到病房，每一頁紙也有他們的筆記，完全無法想像他們背後所付出的努力有多大。

和他們談天，原來這個服務極需要人手，醫管局的藥劑部卻長期欠缺人手，也是「現在只有五個藥劑師，藥房也沒有塌下來，為甚麼要請第六個？」思維的受害者。

有些藥物需要戒口，有些需要飽肚服用，有些要和某種藥物分開服用，有些甚至在單雙數日的服法都不同，藥劑師第二個職責就是在藥房發藥時確保病人清楚知道每一隻藥的服用方式。醫生不時會接到電話，原來是藥劑師發現病人的服藥方法有問題之類，需要再次配藥。

我們的病人中老人佔多，這些服務都極為重要。問題是每天要到藥房拿藥的病人成百上千，取藥的窗口也只不過那兩、三個。藥房取藥的等候時間已經一向是病人的噩夢，試問藥劑師又怎可能有充裕時間去了解每一位病人？

大家大概在電視上、新聞上久不久也會聽過「醫藥分家」這個名詞，首先要明白「處方」（prescription）和「配藥」（dispense）的分別。「處方」就是因著病情而寫下藥名、劑量，也就是平常在門診、病房拿著的那一張藥紙。「配藥」則是根據處方，將藥物點好，再轉交病人，也是平常在藥房「攞藥」的步驟。

在香港，平常在私人診所看醫生，看完了，醫生會將處方寫在牌板上，再由診所護士們在自家藥房點藥，然後病人在付費時一併取藥，一站式服務，是「醫藥一家」。

在英美等西方國家，步驟則有點分別。

在診所看完了病，醫生只會給你一張處方箋，付錢的時候也只是付診症費、檢查費等。病人要拿著這張藥單到藥房去買藥，方完成整個我們一般「看醫生」的過程。在美國，藥劑師叫pharmacist，在藥房（pharmacy）工作；在英式英文中，藥劑師和藥房也可以叫chemist。在外國的藥劑師可以作出一點臨床判斷，開一點非處方類藥物，所以在英國，有病時可先不用看醫生，而是「I'm going to the chemist」。當然，他們亦要學習甚麼時候「唔好搏」，將病人轉介至診所。

在這種制度之下，醫生和藥劑師不能有掛鈎又或提供優惠，醫生的處方箋是可以任由病人拿去任何一間藥房買藥。這一個處方還處方、配藥還配藥的制度，就是「醫藥分家」。

醫、藥分開了，有甚麼好處？

醫生和藥廠的關係一向有點曖昧。

醫生們要做研究，大多需要藥廠資助；開論壇時也會有藥廠贊助，在場外也有像市集般的地方讓不同藥廠向醫生們介紹自己的出品。如果大家有去過醫院，大概都會見過在醫生辦公室門外有一班型男索女「接放工」。他們都是藥廠的代表，認得部門的一班高級醫生。當有醫生步出門口，便會有人上前遞上單張，在二十秒內說出倒背如流的藥物介紹。就連我這類小薯上的微塵，也收過不少單張。他們送贈的筆也真的十分好用。當然，醫生們不會照單全收，聚頭時也會說一下其實哪一款藥是真的較好。如此安排，醫生們會被強迫知道各藥物的最新發展。藥廠代表甚至比醫生更快知道醫管局旗下何時會有這一隻藥、在甚麼情況下可以免費試用、療程大概需要的價錢等。

醫管局的醫生雖然有相熟的藥廠，但始終開甚麼藥自己也沒錢入袋。私家醫生則不同，私人執業，賣藥是一個重要收入來源。在選擇藥物時，理論上以病人利益為依歸，卻有幾多人可以肯定當中沒有半分價錢的考量？

關係曖昧便會惹人懷疑，如果病人和醫生之間出現了藥廠這個第三者，即使關係清白，也會影響互信。而且，香港私家診所處方、賣藥一站式服務，其實並不符合香港人一貫的精明格價作風。

藥物成本多少你知道嗎？

同一款藥物在其他診所、藥房購買多少錢，你知道嗎？

即使尋求谷歌大神協助，你也不會找到「YY 醫生賣 XX 藥，好抵買！」一類的資訊。這在經濟學上叫 asymmetry of information，意即買賣雙方擁有的資訊不對等。就好像在網上購物、買二手車一樣，賣家願意提出多少資訊是他的自由，買家只可以選擇相信，但他起碼知道那一件貨物、車輛本身的價錢。各大網站也提出信用評分、認證制度、「一同驗車」之類的服務去盡量增加互信。在醫藥界呢？價不能格，診所也不會有「抵買」的信心認證。君知道名門正廠必理痛在市面上賣幾十塊錢一盒，但同時具有效成分的撲熱息痛，成本價少於一毫子嗎？你又是否知道市面上止痛藥有十萬種配方，又是特強，又是經痛配方，但實際上有效成分是一模一樣嗎？事實上，那十萬種配方的分別只在於這一款溶解速度快幾分鐘、那一款又有一點咖啡因，實際上大都只不過是撲熱息痛，這其實已經是一個公開的秘密。

如此簡單的止痛藥也有這麼多隱藏資訊，那專科藥物呢？

現行制度並沒有阻止私家醫生將藥價標貴三倍，而近年來香港政府為了提高私人市場透明度，在2018年將《私營醫療機構條例》刊憲，當中的《提高私家醫院收費透明度的先導計劃》讓私家醫院以自願性質提供預算、主要項目收費表、實際帳單收費等的統計數據。這是重要的一步，卻依然未解決藥物和私家診所的問題。

這引申至香港每隔幾年便討論一次有關「醫藥分家」的問題，卻一直停滯不前。

南韓的醫療，九成由私營機構負責。九十年代的時候，南韓將醫生的診症費用劃一，醫生們為了提高收入便要轉向賣藥，簡單傷風可能也開上十種藥，退燒、消炎、收鼻水、通鼻塞、抗生素之類，從藥費謀取利潤。事情發展至千禧年前後，政府決定此風不可長，通過新法案，實行醫藥分家。

從幾十年前推展醫療保險到千禧年的醫藥分家，南韓逐步將醫藥分開，中間當然要跟醫、藥兩邊不斷磋商。即使如此，要醫、藥收入忽然插水，政策推行時當然受到極力反對，甚至出現罷工、遊行。維持數月的罷工癱瘓了當地醫療體制，最後要提高醫生診症費、配藥費等才慢慢冷靜下來。而為了穩定藥物價格，南韓政府鼓勵當地藥廠自行研究、研發新藥，如此一來，國內外的藥廠為了要保持自己在市場上的地位，既要維持自家質素，但又不能定價過高。

就是在幾十年間的準備和新政策的推行下，南韓現時已經達至醫藥分家，前後也是經歷了差不多半世紀的努力。

當然，天下沒有完美的制度。即使醫藥分家，誰說藥劑師、藥廠不能有勾結？

而且，南韓、西方國家本身也是一街的藥房，香港的情況卻不同。

香港法例下，持牌藥物零售商分為註冊藥房（pharmacy）和持牌藥行（medicine store）。藥房可以自稱「藥房」、可以使用「Rx」標誌、需要藥劑師駐場，而在藥劑師監督下可以售賣醫生處方藥物和其他受管制藥物。藥行，可以叫自己藥行、藥坊、藥局、藥店，就是不可以叫藥房，可以賣蔘茸海味，也可以賣各式奶粉，但只可以售賣非處方類的一般藥物。香港不是太多人知道這個分別，老人家也只會覺得「藥房就是藥房，不要分得那麼細」。即便是藥房，質素也是參差。

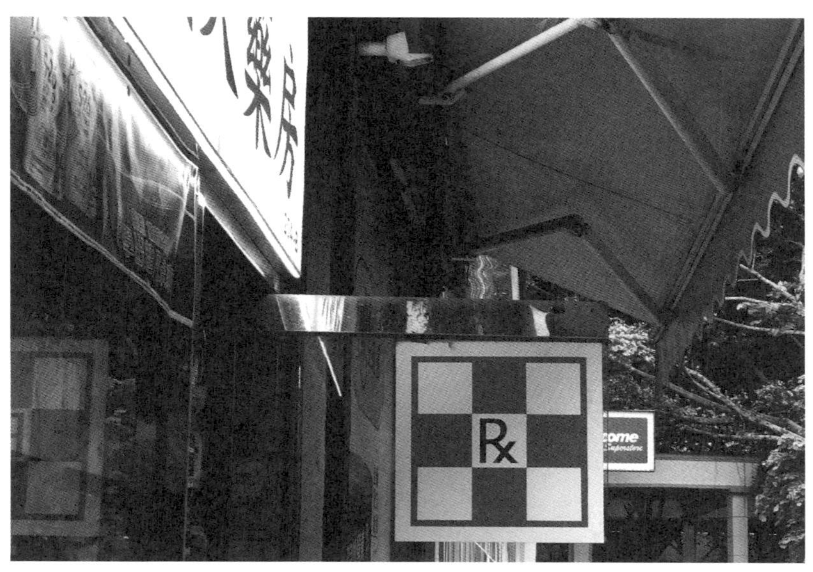

平時有家人、朋友病了，我都經常寫下藥名，著他們到藥房買藥。始終，軟件比硬件難更新。藥房可以開、藥劑師可以聘請，香港市民的求醫心態卻很難改變。南韓、英美等地的人早就習慣小事找藥房，大事找醫生；相反，香港人十分相信權威，最簡單的病也最好要由教授來醫治，醫藥就算分了家，分流成效如何也是成疑。

這些問題能否解決，便要看當權者的決心與牙力了。

Bed #7

甚麼專科

Polypharmacy and actions to identify and
address the problems that it causes,
are everyone's responsibility.

	Progress	Management
	Allergy to? private anti-hypertensive	
	PMHx:	
	1) HT / HL, FU EHC —— EHC = Elderly Health Centre（長者健康中心）	
	2) DM, Shared FU Private Endocrine & EHC	
	FU = Follow Up（覆診）	
	Adm x LOC	
	- LOC this afternoon in street going to lunch	
	- Skipped breakfast but took all DM medications	
	- Assoc. w/ sweating / dizziness	
	- H'stix (ambulance) : 1.8, given dextrose	
	H'stix = 驗血糖，俗稱「篤手指」	
	Physical Examinations:	
	- GCS 15	
	- No neurological deficit	
	Investigations:	
	- H'stix (ward) 2.9	

	Progress	Management
	Plan of Management:	
	- Obs / H'stix Q4h	
	- DM diet	
	- D10 Q8h	
	- Bloods / CTB	
	- Trace private / EHC medications	

「這位老伯因為低血糖昏倒了，進了醫院，這個診斷非常明顯，但處理上會有甚麼難度呢？」

「因為我們沒有他的藥物紀錄？」

「對。長者健康中心是衛生署的診所，他們的紀錄不會自動上載到我們醫管局使用的頁面，要特別進入醫健通網站才會看得見。但是伯伯今次的問題在於他的糖尿病，而他則是於私家內分泌科覆診，這個在醫健通網站卻未必會見到。」

「醫健通不是連結著全香港所有公私營診所的嗎？」

「並不是全港私營診所都有連接醫健通，就算連接了也未必會將病人紀錄放上網。我們在電腦上見到病人在衛生署領取了最簡單的一種糖尿病藥，其他藥物都是在私人診所買的，所以我們現在只可以先吊著葡萄糖水，讓藥效過去。要待明天診所開門後詢問，又或者家屬空閒時帶來他的私家藥物，我們才可以進一步作出調整了。」

香港不少人害怕公營診所的隊伍，又擔心每次只能夠見五分鐘的醫生，負擔得起的都寧願到私家門診看病。每次在醫院收症時見到這類病人卻都會很擔心藥歷的問題。有時候，門診醫生會將病人在其他地方領的藥都記下在診症紀錄上，給未來的醫生參考，但這些藥物是不是最更新最齊全呢？近來有無轉藥呢？有沒有看其他醫生領其他的藥而我們是不知道的呢？

這些時候，我們便只能拜託藥劑師、護士、實習醫生、家屬等去拼湊病人的藥物紀錄，可能要致電私家診所，也可能是到病人家中尋找藥箱、藥袋。有藥不一定代表有吃，這又只能夠希望病人能夠給我們一個準確的病史了。

「Fragmentation of care」意即將每一個病人過度細分、過度專科化，是一個全世界的醫療系統都在面對的問題。

根據我的觀察，香港的「專科化」過程如下：

問題一：香港市民熱愛尋求專科醫生意見，經常要求轉介至相關專科。即使醫生説過他的病沒有需要看專科，他們都堅持要由專科醫生跟進。看心臟科門診，不少人都是在看糖尿、膽固醇，心臟卻丁點兒問題也沒有。説要將他們轉介回普通科、家庭科跟進，他們卻堅持要留在心臟科，説看久了有感情。誰説心臟科醫生看糖尿、膽固醇一定比較好？這樣便明白為甚麼專科門診病人數量有增無減、「盤滿缽滿」吧？

問題二：在專科門診內看症，平均每位病人只獲分配五至十分鐘的時間，醫生斷沒可能處理病人所有的疑問。初出茅廬的時候，我請婆婆們説一遍自己的身體不適，最後一個症看了半小時，差點以為那兒是私人門診。記得讀書時見過有醫生是會不近人情地説：「你這個問題去看 XX 科吧，與我們專科無干。」時間緊迫，要是某些症狀有點嫌疑，卻又沒有緊急處理的需要，便只好將病人轉介至相關專科檢查和跟進。

問題三：在理想世界，初步問診、檢查、診斷應該在普通科、家庭科進行。現實的香港，一來病人不懂預約這些門診，二來這些門診的工作量和其他專科門診其實不遑多讓。基層醫療發揮不了效用，於是我們再次回到問題二，將病人往其他專科門診推。

問題四：專科 A 不開專科 B 的藥。專科 B 不開專科 C 的藥。完美世界的家庭科門診理應負責為病人供給專科 ABC 的藥，但香港的家庭科門診經常沒有專科門診的藥物，就算病人願意回到家庭科也回不了。

在四個問題間不斷輪迴，所以每位公立醫院病人都會帶著幾十張覆診紙和相對應的藥紙、抽血紙、掃描紙。試問一個八十歲的老人家如何記得自己的眾多專科？又如何記得甚麼時間要去抽血、去做電腦掃描？

隨手舉一些例子。

陳先生一向在家庭科門診覆診血壓和腎石問題。偶然被發現肺片有陰影，所以轉介至胸肺科跟進。胸肺科做了氣管鏡，發現癌症，轉介心胸肺外科考慮切除。切了，腫瘤沒有了，卻帶著三個門診的覆診期。兩年後癌症不幸復發，陳先生被轉介至腫瘤科進行化療，期間不幸出現肺動脈栓塞要吃薄血丸。腫瘤科不會提供薄血丸，轉介給血液科跟進。吃著薄血丸的時候發現有血尿，一照就發現尿道有石，影響腎功能，於是再被轉介至泌尿科考慮做手術碎石。化療成功，腫瘤沒有了；石碎了，小便清了，但現在陳先生卻有著家庭科、胸肺科、心胸肺外科、腫瘤科、血液科、泌尿科總共六個門診的覆診期、抽血紙、藥物、掃描預約。

李師奶年輕時便已經癡肥兼有三高，在普通科門診覆診，糖尿指數卻一直高企。轉介了糖尿專科門診，開了一些新型的糖尿藥，但依然在普通科醫治高血壓和膽固醇。其實她一直在努力減磅，卻發現呼吸也會胖，只好求助食道外科考慮做紮胃手術。枕邊人投訴她的鼻鼾愈來愈大聲，被醫生懷疑患上了睡眠窒息症，所以被轉介至胸肺科作睡眠測試。這樣的病歷全部都增加心血管疾病的風險。她有時有點氣喘、有時有點心絞痛，電腦掃描見到三條心血管塞了三條，所以跑到心臟科去「通波仔」。入了手術室，心導管檢查卻發現血管塞得太嚴重，「通波仔」太危險，所以轉介心胸外科考慮做搭橋手術。無錯，心臟病是由心臟科醫生醫治，搭橋手術卻是交由心胸外科處理，術後才會回到心臟科跟進。有三高病人聽到要加藥轉藥的時候經常覺得醫生大驚小怪，其實正正是因為李師奶的故事太常發生了。於是，李師奶現在背負著的是自己二百磅的身軀、幾十隻藥物和六個門診的覆診紙。

陳先生、李師奶實屬虛構，他們的故事卻在不少病人身上發生。

當然，原因不會只有一個。

現今醫學日新月異，專科也只會愈來愈專。腫瘤科的有分肺癌、乳癌、腸癌專家等；心臟科也會細分介入治療（研究「通波仔」的各樣技術）、電生理學（研究心電圖、心臟跳動問題）、心臟衰竭（研究心臟衰竭的各種藥物控制）、心臟移植（處理移植後的藥物、併發症）等，所以有時的而且確會發現就算是同一專科也會有「幾頭住家」，在不同醫院覆診。

要令一個房間變得混亂十分容易，重新整理卻很困難。物理學的熱力學第二定律説過宇宙必定漸趨混亂，此定律放在病人身上同樣可以。覆診一變四、四變十二，十二要歸一，卻是需要一整個專科的努力。

家庭專科

理想的醫療制度中，存在著一個專科，名叫「家庭醫學」（family medicine）。

每一個人都應該有自己的家庭科醫生，他清楚知道病人的病史、家庭史、吸不吸煙、喝不喝酒、吃著甚麼藥。要是病人有甚麼頭暈、頭痛、發燒、傷風、打疫苗、健康檢查、出遠門要拿平安藥，統統都由他負責。他是病人求醫見到的第一個人，也是第一道關卡，我們叫這一層為「基層治療」（primary care）。

當病人的症狀有可疑，又或者有一些病患是超過了家庭科的專業範圍，病人便有需要被轉介至其他專科醫生。以之前的陳先生、李師奶為例子，他們被轉介到各門診去考慮做化療、手術、碎石便是屬於這個關卡，是為二級醫療（secondary care）。

當病人的情況十萬火急，心臟病發、中風、大量出血，這些情況當然不能在門診處理，甚至不能只由一個部門跟進。以中風為例，當我們接到急症室通知有懷疑中風的病人正被送往醫院，我們便要立刻衝到急症室為病人作基本檢查，翻查病歷。與此同時，我們要立刻找放射科醫生為病人作腦部掃描，甚至是腦血管造影。如果病人符合資格，我們可以考慮打溶血針，又或者找腦外科醫生作

會診，看看是否可以動手術打通淤塞了的血管。為了把握只有三小時的黃金時間[17]，急症室、內科、腦外科、放射科醫生會全程緊跟病人，作出分秒必爭的決定。這類「今晚唔醫就會死」的病，需要到第三層關卡，也就是三級醫療（tertiary care）。

外國的系統甚至會有第四級醫療，通常是指能提供緊急洗血、移植等專門治療的醫院。外國地大，不能夠在每一間醫院也設立如此專門的服務，香港卻未必會作如此細分。

這個層層疊式的金字塔結構是教科書上最理想的醫療系統。大部分病人其實情況穩定，只需要第一層的基層治療，就算有著甚麼專科的病，吃著同樣的藥而病情又一直穩定，這類在第二、三級的病人其實都可以回歸家庭科門診繼續跟進。心臟科醫生不用了解你腫瘤科的進程，腫瘤科也不一定會懂得醫治你的哮喘，反而是專屬家庭醫生會知道你所有病情的最新發展、用的藥、控制的好壞，維持著重心在下方的金字塔式結構。

要知道，「屋企樓下的那位醫生」和「我跟家人睇開的醫生」也不一定是「家庭專科醫生」。真正的「家庭專科醫生」是一個專科資格，要有專科學院院士資格（fellowship）才可以自稱專科醫生，就連專科文憑（diploma）也不能取代。就似一個人可以考取鋼琴演奏文憑，但就算你彈得如何了得，文憑也不會成為學位。要成為一個家庭專科醫生，他的學識一定要很廣闊。他不用有其他專科的專門知識，卻要知道眾多專科的病與藥之間的關係。

記得我們之前談論過的多重用藥、醫藥分家、過度專科等問題嗎？它們其中一個共同的問題就是要看這個社會的基層治療做得夠不夠好。

英國醫療由National Health Service（NHS）統領，讀書時經常被拿來作為基層醫療的成功例子之一。英國市民習慣了小事看藥劑師，有疑問先找家庭醫生，再有懷疑才到醫院去作檢查。當然，NHS不是完美，也有自己的問題，但在基層治療上可說是領先全球。

香港呢？

1894年，香港爆發的太平山鼠疫，成為香港華人社會開始認識西方醫學的契機。內科、外科等專科開始在香港發展，但香港家庭醫學學院正式獨立成科要等到百多年後的1997年，成為香港醫學專科學院內最年輕的學院之一。話雖如此，成科廿多年的今天，香港市民依然對家庭醫學一知半解，只覺得「一街都係家庭醫生」。基層治療在香港已經發展了幾十年，雖然有政府機構，更多

的卻是家計會、防止自殺會一類的組織，發展看起來依然追不上真正的需要，極為依賴體制外的醫療組織。四散的組織令到病人和家屬都很難取得最全面的資料，即使是醫務社工也未必有最新的資訊。

而且，香港人一般都崇尚專家，大都偏愛看專科，就算知道有普通科、家庭科也未必信任。最好是頭暈都要找個教授去看一看是不是甚麼絕症，傷風也要找個教授去驗一驗是不是奇怪病菌。千方百計得到一封轉介信便去找專科醫生，在專科門診開了檔期便不肯離開。家境不俗的，更可以免掉轉介，一通電話直接到私家專科醫生處約期看診。其實一般糖尿、血壓、膽固醇、心絞痛、哮喘，全部都可以由家庭醫生處理，大家卻認為同時找心臟科、呼吸科、內分泌科分別管理才會得到最好、最新的治療。身處私家市場的專科醫生靠著這個現象生存，自然也沒有動力去改變。

我們行內經常說，甚麼人看甚麼症。一個老伯進來說自己頭暈，心臟科說是心臟病、腦科說可能有腫瘤、耳鼻喉科擔心耳水不平衡、內分泌科想研究病人腎上腺分泌是否不足、藥理科懷疑他吃了太多藥，但家庭科醫生知道他今天去了行山，原來只不過是中暑。當然，這不是甚麼都「無事啦，返屋企啦」，而是將病人整體的健康狀況都納入考慮的過程，這個亦正正是家庭醫學最強大的地方。

如此年輕的專科不獲市民信任，當然不全然是病人的問題。

家庭專科獲得的資源不多，就連藥物名冊也比醫院的少幾倍。事實上，每一個聯網、每一間醫院的藥物名冊也可以有出入，而醫院專科門診、家庭科門診、普通科門診的名冊並不相同。醫院的藥物在家庭科的藥房未必有存貨，就會出現一些病人雖然極為穩定，卻一定要留在醫院專科門診跟進的情況，令門外等候的幾百病人再添一員。

獲得的資源不多，家庭專科又怎能聘請醫生，又怎能找來年輕醫生作培訓？執筆之時，醫管局在全港有七十多間普通科、家庭科門診，數字好像不少，但只要輕輕一算，假設全港七百萬市民，每一間門診便要覆蓋近十萬名市民。即使扣除在看其他門診和私家醫生的病人、完全健康的人，數字依然很高。

再次拿英國的數字作參考。官方網站把在英格蘭總共六千五百四十七間基層治療門診註冊的病人數目，在年報全數列出供市民參考。整個英格蘭地區總共約有六千萬名註冊的病人，可以簡單計算出每一間門診各平均分擔大概九千多名病人。網站亦列出了每一間診所的註冊病人的實際數量，中位數為八千多名病人。

香港類似的數字我遍尋不獲，卻在醫管局統計年報上找到更有趣的數字。根據資料，在2019至2020年度，醫管局旗下的普通科門診就診人次為582萬，醫管局專科門診的就診人次卻有764

萬，另外家庭醫學門診的人次則只有30.8萬。要留意的是，「就診人次」不同「就診人數」，專科病人較少卻可能覆診較密，按人次算數字會很高，但如果將數字和我們的觀察結合，大概可以作出推論，香港醫療系統的金字塔，頭比較大，下盤不太穩重，有點頭重腳輕。

其實醫管局旗下的所有門診，一向數量不足、醫生不足，就連地也不足，因為連診症室也短缺。

你有去過普通科門診嗎？有沒有見過那比專科門診、急症室有過之而無不及人山人海的情景？無論是普通科抑或是專科門診，診症時間一向為人詬病。排隊三小時，就是為了見醫生五分鐘。大家又知不知道在門後發生著甚麼事情？

每位醫生在三小時的門診值班中大概平均要看廿多位病人，假設每位病人平均分得七分鐘，扣除叫名之後等病人進房坐下、打招呼之類的時間，真正看診便尚餘五分鐘。五分鐘內，我們要看病人在上次覆診之後的驗血掃描入院報告、問症、交代報告結果、對藥單、印藥單、印抽血紙，若病人有一點點的重聽，也就令所需時間增加。萬一報告有異常，又或者病人有不受控的病徵，所需時間便會倍增。假設一次門診出現兩位較複雜的病人，共花去了醫生三十分鐘，其餘病人便只剩下大概三、四分鐘的診症時間。我們永遠不能預計下一位病人會發生甚麼事，於是只好盡快完成每一位病人的診症，減少門外病人的等候時間，也為突發事情留一點時間處理。

這個問題在所有門診都會發生，有些更熱鬧的門診甚至每位醫生會獲分三、四十個病人。在此只好向所有病人致歉。在你剛進門時我已經在印藥紙，在你話音剛落時我們已經在拿牌板叫下一位病人，是我們沒有禮貌，但也是迫不得已。

經常鼓勵大家不要濫用急症室和專科。好幾年前，我也想預約去看普通科門診，知道要電話預約，按了萬個數字和聽了千萬個鈴聲後，發現了兩件事：首先，當天門診沒有位置；第二，首次看診要親身到診所登記才可使用電話預約。問題是，今天門診沒有位置，我又為甚麼要專程到門診呢？我不去，卻依然不能預約，怎辦？最後，我放棄了，轉去私家門診。

這已經是陳年舊事，我不知道現在的系統是不是依舊。

現在醫管局推行智能程式，可以用手機預約門診、遞交轉介信等，雖然普通科門診依舊沒有位置。而且，我們的病人大都是老人家，懂得使用智能電話已經很了不起，又有幾多人懂得用電話程式預約？我問過來急症室求診的老人家為甚麼不預約普通科門診，答案離不開門診無位、撞聾打不了電話、不懂使用電話系統、不懂使用智能手機之類的原因。

對家庭醫學的不了解、家庭科的發育不良、香港市民的求醫習慣，將理想的金字塔整個倒轉。頭重腳輕的金字塔未必會即時倒塌，卻每天也處於這個將塌未塌的微妙平衡。

現在每年家庭醫學學院都成為應屆畢業生的大老闆，很多人都投身家庭醫學科接受訓練，人手希望會在十數年間有所改善，但如何改善資源、配套、求醫習慣的問題，卻好像還未見到光明出路。香港醫療的倒三角身形何時可以練出穩紮的下盤，仍然是一個謎。

唔洗專科

香港除了「專科過大」，其實也有「醫權過大」的問題。

在寫下醫囑的時候，我們經常會寫下PT/OT/ST/DT，分別指物理治療師、職業治療師、言語治療師、營養師等四個專職醫療部門。

物理治療專治各種痛症和肌肉機能訓練。有時候一些長期肺病、心病、老人病而運動能力不佳的病人便是靠物理治療師進行復康。

職業治療除了做「職安健」，也負責病人一切需要使用的儀器，從日常的起居用品，到枴杖、輪椅、呼吸機等，他們會因應病人的能力為病人提出建議和準備。

言語治療要處理兒科病人言語發展遲緩，也要處理中風科、老人科那些吞嚥功能有問題的人。判斷能不能用口吃飯、要用多少凝固粉、訓練重新使用口部餵食等統統都是他們的職責。

營養師的工作除了提供符合食物金字塔和少油鹽糖健康標準的飲食建議，還有制訂糖尿病人的低卡路里餐單、服食華法林病人用

的低維他命K餐單、減低痛風發作風險的低嘌呤餐單等不同長期病患用的特殊餐單。

除了以上四大臨床專職治療師，醫院還有一個很重要的專職部門——放射科（radiology）。它是一個醫學專科，不同的專科醫生負責看著掃描影片去作診斷、去寫報告。影片何來？就是放射技師（radiographer）拍回來的。「拍片」兩字很簡單，筆劃也少，卻是一個需要用一整個大學學位去研習的課題。打了顯影劑後，藥水會跟著血管在不同時間去到不同的器官，掃描的主角是心肝抑或脾肺腎都會影響拍片的時機。拍攝時用的輻射量就似自拍時所用的光源，太多會「爆光」、太少會太暗。

這幾個專職治療各司其職，都是基層治療極為重要的部分，在香港卻依然被綁手綁腳。

香港都市人的都市生活令到大家患上不同的都市病，特別是腰痠背痛、網球手、筋膜炎等痛症。這些痛症其實最需要的是物理治療、職業治療的幫助，香港的醫療體制卻不容許市民直接尋找他們幫助，就如專科醫生一樣需要醫生轉介信。我的娘親也是一位都市人，也有痛症，曾找我求救。她不是醫管局病人，我沒有權限寫甚麼轉介信，只好著她找任何一位醫生寫轉介信，然後再排隊見治療師。見治療師要面對層層阻礙，如此轉折去尋找基層治療服務，為了甚麼？

看門診的時候見過一位婆婆，要問的診已經問完，覆診紙、藥紙甚麼都已經印好，剛剛要道別的時候，婆婆卻拿出一封信來。

「我去配老花眼鏡時，視光師話我視網膜有問題要我睇眼科，但政府眼科話一定要有醫生轉介信，唔肯收我封視光師嘅信。」

於是，我便要再打一封信。我一點眼科知識也沒有，只短短地寫了「請參閱視光師的信」，這是何其的浪費資源、何其的白癡？視光師也是眼睛的專家，香港的視光師課程已經包括了眼科藥物的知識，在外國甚至可以提供基本眼科治療，卻因為落伍的香港法例令其依然只是一個存在於眼鏡鋪問病人「紅色清楚抑或綠色清楚」的大叔。

被綁手綁腳的，還有時間。

在病房和治療師談天，他們都説過自己專職的部分其實也有不同的療程，例如説要強化心肺健康的話，書本上理應有建議每星期若干時數的治療，維持又是若干星期之類的，就像你到健身室由教練訂下的操練時間表，一定要緊跟時間表才可以達到最好效果。香港的公營機構由於病人太多，需要推出香港特有的加快加速版本，大家都得到基本的療程，卻不是最恰當的服務。

護理系又如何？

在產科為孕婦接生，十次有八次都由助產士（midwife）處理，當遇上困難才會召來產科醫生。助產士也是護士，只不過在護理學位上和醫生一樣再鑽研專科罷了。大家又記不記得在中小學時有甚麼不適，可以先去一個叫「醫療室」的地方見一個可以處理基本治療的校護？這些就是護士理論上可以去到的水平。

外國醫療在近十多年間，開始從醫生手上釋放權力，亦希望提升護士的領導、治療地位，出現了一門叫「護理醫療」（nursing practitioner）的專業，並推廣護士主理的護士門診，令整個治療過程更有效率。助產士從古到今都是一個專業，三姑六婆口中的「穩婆」正正就是古代助產士，而現在亦都在醫院病房、門診成為獨當一面的診症者。

有一次聽過一個英國婦產科教授分享，他們也設有護士門診去進行日常檢查、陰道鏡等程序，亦會負責去看新轉介的病人，再由護士為病人的病情作出分流，「有時我做不來的陰道鏡也是靠我的護士」。

香港其實有類似的安排，卻依然「醫權過大」。

糖尿科門診人滿為患，平常大概只可以半年見一次醫生，中間便是靠糖尿科護士去處理病人血糖浮動、餐單的問題，他們處理糖尿病和藥的能力甚至比我們初級醫生更要高明。傷口護理一向是護士的範疇，傷口科護士也是護士的一個專科，他們熟讀每一款藥水、敷料、藥膏的分別，並且向醫生作出建議。另外還有痛症科、呼吸科等的專科護士，全部都擁有一般醫生不具備的能力和知識，但要看這類專科護士，全都要醫生「批准」，就算是護士寫下的「護囑」也要經過醫生「同意」才生效。可笑是專科護士用的藥、敷料我們可能見都未見過，胸肺科護士對呼吸機的熟悉程度比我強何止萬倍，最後寫下呼吸機設定的卻又一定要是醫生手筆，於是他們寫甚麼我便開甚麼藥，這類型的醫囑很多最後都成為了實習醫生的「功課」。

這個習俗原因大概有二。

一來當然是因為香港的處方權依然只由醫生擁有。在醫院，簡單如必理痛一類通街隨便買得到的藥物都要由醫生處方。當年作實習醫生的時候就經常在半夜被召，只是為發燒的病人開一粒退燒藥。

二來是醫療事故的問題。全球的投訴文化漸趨嚴重，在香港特別「蓬勃發展」，所以「邊個孭鑊」也成為醫管局一個很重要的問題。「權力愈大，責任愈大」，所以無論專職治療或護理的管理，大

都會將最終責任放到醫生上。可能曾經有人因為替病人穿上束縛衣被家屬投訴，於是束縛現在已經成為醫囑的一部分。通知家屬的是護士，但牌板上一定要有「醫生處方」，所以不斷揮毫寫「restraint prn」[18] 便成為實習醫生最常見的工作之一。有些病房甚至印製特別的「束縛紙」，要求醫生每天寫下為甚麼要綁，然後寫名、簽名，成為一張「另類簽到紙」。又因為即使毫無藥效、隨街買得到的潤膚膏也算是「藥物」，在醫院病房內也是要求醫生在電腦處方、藥房上藥，才可以讓病人使用。另外，在注射藥物前後通常也要用一點鹽水沖洗一下鹽水豆，近來醫管局最新的安全建議是那幾毫升的鹽水也是藥物的一種，所以醫生便需要為每一位有鹽水豆的病人處方「五毫升鹽水，有需要時使用」。

看治療師要醫囑、轉介要醫囑、見社康姑娘要醫囑、到門診洗傷口也要醫囑，總之是一種「轉介紙愈多、醫囑愈多便不會做錯」的精神。

這種精神有一個名稱，叫「防禦性醫療」(defensive medicine)，是醫療投訴愈來愈多的情況下的副產品。再簡單的症狀也可以由不同的病症引起，肥了可以是甲狀腺問題、瘦了可以是癌症、頭暈可以是腦出血、頭痛可以是有腦腫瘤，所以大家經常都會笑說「谷歌醫生」怎麼永遠都說人家有絕症。病人看了便慌，便要求做檢查，做了幾十萬次檢查後總會有幾個人給找出病來，其他病人便更慌，醫生也會怕有遺漏，最後全民做檢查，總之萬大事最緊要「戴頭盔」。

久而久之，醫院的「安全措施」愈來愈多，指引、同意書比辭海更厚，每位病人剛入院便會得到幾十張表格，各大護理專職治療只會愈縮愈後，醫囑也只會愈來愈多。

公共衛生也是醫學中的一個專科，但醫的卻是整個社會。

前文提過 1894 年爆發的太平山鼠疫，當時香港社會依然著重中醫，視西醫為邪魔妖道，所以華人去求醫都是去東華醫院。當時的西醫發現病者大多數來自上環太平山街，而政府為了阻止疫症蔓延，宣布各類隔離、屍體處理、清洗家居的政策，並設立醫療船「海之家」在維港停泊作為專門的隔離醫院。當時的華人連「傳染病」也未聽過，當然不相信這些「西洋政策」，染病的都躲在家中，覺得被拉到西洋醫院便會一去不返。過了好幾個月，死了好幾千人，疫情才開始減退。政府繼續推行各種公共衛生政策，包括清拆太平山街的貧民區、推行城市衛生、防範鼠疫。雖然華人社會不是一下子接受這一堆西方醫學的概念，卻總算是一個先例，也是少數幾個將香港寫進世界醫療歷史的事件之一。

19 世紀的倫敦不時爆發霍亂，當時社會普遍認為霍亂是像傷風感冒一樣在人與人之間傳播，但一名叫 John Snow 的醫生覺得事件沒有那麼簡單，他分析了當時病人的分布，發覺和某供水公司的覆蓋範圍非常相似。經過追查，他終於證實了霍亂其實是由受污染的水源傳播開去。當時有不少類似的研究和發現，它們不止有助日後疫情的處理，也開展了傳染病學、公共衛生學的大門。這些只不過早香港鼠疫數十年發生。

百多年後的今天，公共衛生已經成為一個龐大的專科。除了傳染病學，衛生政策、環境醫學、職業醫學等也是其中的分支。在醫學院上公共衛生課時，老師們最喜愛的開場白都大同小異：其他專科的醫生再強，同一時間也只能醫治一個病人；公共衛生卻是一個每次都醫治成千上萬人的專科。

「上游模式」（upstream model）是公共衛生學中一個很重要的概念，說穿了，其實就是「預防勝於治療」。還記得李師奶嗎？我們從醫學道理上知道一個人如何慢慢從肥胖變成三高，到最後出現併發症，就像水沿著河流，從上游一直流向下游。「上游模式」就是提出如何從上游開始「醫治」病人，開始「截流」。一來當然是為病人好，二來是金錢問題。公共衛生學其中一個研究範圍是要看這個醫療系統如何開源節流，如何善用每年的財政開支。醫治肥胖、推廣運動、推行健康飲食所需的費用相對「通波仔」、搭橋手術的費用少很多，亦會增加整個醫療系統的可持續性。

亦因如此，負責本港公共衛生的衛生署便推行各樣禁煙、戒酒、戒毒、傳染病、遺傳病、癌症篩查、性病、性衛生、母嬰健

康、學童保健、老人健康、牙科保健、旅遊健康、各種疫苗接種計劃的服務，共通點就是「預防勝於治療」，亦解釋了為甚麼兩年來肺炎疫情控制都是由衞生署領頭，而不是醫管局。

在學的時候曾經偷偷跑到公共衞生學院的課堂去旁聽。

當時的教授提出要控制、管理好一個醫療系統有幾項招式。

第一招，錢。

就算大家怎樣希望贈醫施藥，醫療依然有價。地方是錢、人手是錢、維修是錢、藥物是錢、儀器是錢，而且大都不便宜。亦因如此，醫療融資是世界上所有研究公共衞生的人都感到頭痛的問題，就是要解決「錢從何來」。

錢的來源大概可以分為三類。

「羊毛出自羊身上」，最簡單的當然就是用者自付。看完醫生，交錢，完。這個方法卻不可以令體制內的所有人得到相同的治療，極為貧困的人甚至連最基本的醫治也得不到。

不叫市民自己掏腰包，政府可以扮演一個領導性的地位，大喊一句「我包晒！」來支撐整個醫療系統。經典例子自然是英國的醫療系統，其絕大部分的醫療服務都由公營的 National Health Service（NHS）處理。雖然不同區域的政策都有著些微的差別，就似香港醫管局內不同的聯網一樣，但都大概符合成立之初英國政府立志建構一個全面而且覆蓋所有市民的醫療系統這個願景，務求令所有病人都能得到平等的服務。當然，錢不會從天上掉下來，NHS 大部分的資金都來自政府稅收，所需費用亦佔了全國每年生產總值一成。不用在醫院找數，是因為你本身已經交了重稅。為了支持優質的服務，NHS 到今時今日依然是入不敷支，所以每次選舉前後有關醫療系統的問題和政策都是兵家必爭之地。

不用稅收，也可以用政府營運的基金、保險作為融資，新加坡就是其中一個例子，這個我們下文再述。

政府不作這個角色，還可以讓私人保險來支撐，最著名的莫過於美國。

美國所採取的是一個極為複雜的醫療系統，亦一向被國內外學者認為是殘缺得令人尷尬。美國的醫療機構有公營也有私營，但病人在兩邊的付費方法都是依賴保險。一眾私人保險公司有五花八門的計劃給人選擇，但買過保險的人都應該知道，「莫道你在選擇人，人亦能選擇你」，長期吸煙、長期病患、殘疾人士、老年人士等都可以影響你的保費，亦令私人保險不是人人可以負擔。

有見及此，美國政府設立了「Medicare」和「Medicaid」，前者為老人家和殘疾人士設計，後者則是經過資產審查後「夠窮」才可以申請。每一份保費都有其條款細則，又是俗稱「墊底費」的自付費，又有住院天數的上限，不保的部分則要自己掏荷包。你認為它已經很複雜？我還未提到每一間醫療機構所接受的保險計劃也不一樣。如果你買的保險不獲接受，你在那一間醫院門診所享用的所有服務便一概自費。根據統計，全美有大概一成人口未有購買保險。就算買了保險，不包括的項目也是天價。這個「窮人無得睇醫生」的系統其實就連在香港的我們也會有影響。大家買過醫療保險嗎？有沒有印象保險金的價錢通常分三級，最便宜的只包括亞洲，中價的包括全世界（除了美國），要去到最昂貴的計劃才可以包含美國的服務，原因正正是美國醫療的保險問題。

看了英美，也要看一看自家的方法吧？

醫管局年報的財務報表顯示醫管局大概九成的收入來自政府每年的經常性補助，而來自門診、住院收費的部分只有大概6%，其餘的收入則是來自投資、捐助等，分布和英國的公營醫療有一點相似之處。問題是我們每年納的稅、投入醫療的錢，卻沒有人家的多。有人甚至形容香港的醫療制度是「有全民覆蓋的服務，卻沒有收全民覆蓋的錢」。既然醫療融資是如此大的問題，香港政府當然曾經嘗試解決。《史葛報告》、基層健康計劃、《哈佛顧問研究報告書》……近幾十年來其實已經有不同聲音反映香港的醫療體制並不能長期撐下去，但既然大家已經有全民覆蓋的服務，市民又怎會願意去付出更多金錢？我們當然可以要求政府提高醫療撥款的百分比，但錢不會從樹上掉下來，如果不希望政府在其他方面的撥款減少，我們依然要開源。

左思右想抓破頭皮後，政府在幾年前推出了「自願醫保」計劃，希望以「全面覆蓋」、「扣稅」等作優惠，吸引市民付出更多作醫療融資。真正效果不會那麼快可以看得到，但由於扣稅不多，而且覆蓋金額也不多，本身有保險的人不會多買一份，本身沒有保險的人也不打算由此開始。看來香港醫療融資依然是一個尚待解決的問題。

第二招，乃是結構，包括醫療系統內有甚麼機構，而各機構又如何分工。當一個地方的醫療分得太細，甲乙丙丁機構做的事情便可能有所重複，之間又互不相通，效率便有可能因此降低，之前說過醫管局和衛生署的架構和其問題便是屬於這項目的討論範圍之內。日本和新加坡等國家便曾經因此而將自己的醫療架構進行重組，希望令撥款更用得其所。

以新加坡為例，2017 年時新加坡將醫院聯網重新劃分，原本細碎的分區變為東部、中部、西部三大聯網，並將眾多門診重新歸入三大聯網。關於這個重組，新加坡政府說是為了「面對未來的醫

療難關」，亦希望重組會令聯網可以得到更多資源、設施，從而更有效率地為市民提供醫療服務。而且，分區少了、機構簡化了，所有更新和改變都能夠更快且更有效地實行。在新加坡看診，並不需要依照自己的地址做相應的登記，而是你喜愛哪一間醫院便自己選擇。加入了競爭成分，各公營醫院也會努力提升自己的吸引力，甚至出現「醫學旅遊」，向國外的人招手，吸引他們來新加坡治病。

回看我們的醫管局和衛生署。同樣是醫肺癆，門診歸衛生署、醫院歸醫管局；同樣是作產前檢查，產前、產後服務歸衛生署，生仔和處理併發症歸醫管局；同樣是皮膚科、普通科，衛生署和醫管局又各有門診……由於系統不相通，兩者溝通都是靠書信和傳真機。看老一輩的醫生回想醫管局當初的光輝，不同聯網存在競爭，也會互相比較門診的輪候時間；沒有加床，門診不用輪候，那時候的烏托邦已經不復存在。醫管局經過幾十年的成長，已經成為了另一個龐大甚至擁腫的機構。而且，醫管局、衛生署兩者分開發展多年，服務開始出現重複的情況，令一個為了加快效率的決定變得愈來愈沒有效率。這個幾十年的歷史問題，又有沒有機會得到重組？

最後一招是市民行為的控制。

在香港，我們說有人濫用急症室、散播偽科學為醫護工作帶來困難、推行自願醫保時又不算太多人感興趣……這些都是市民的習慣和心理，也都是公共衛生需要研究的問題。不少其他地方的醫療體制都依靠醫療保險，除了剛提過的美國，新加坡、日本等地都是用醫療保險去支撐起整個醫療系統。新加坡的整個醫療系統由公營機構主導，除了有規定的每月醫療供款，還有由政府提供的MediSave、MediShield等保險去作安全網，整個制度被譽為全球其中一個最好、最有效率的醫療系統。日本法律規定全民一定要有保險，可以是與僱主共同供款，也可以選擇政府提供的國民健康保險，供款額和收入掛鈎。雖然日本也有私人公司提供保險，但大部分市民和旅居的人都選擇以上兩大政府計劃。台灣成為新興移民熱點，當地則選擇了強制全民使用政府提供的全民健康保險。

顯而易見，以保險來支撐醫療系統並不是新鮮事，但香港推行自願醫保時卻好像沒甚麼人感興趣，背後的原因正正是公共衛生專家應該研究的問題。

公營、私營，抑或混合式保險？
強制性抑或自願性？
將計劃變成強制，背後會有甚麼問題？
如果是自願性質，如何去令保險計劃更吸引？

這一類很虛無、很心理學的問題，其實都有數要計，亦是制定公共衛生策略必須做的研究。記得讀書上公共衛生學的課堂，教授

問我們甚麼方法令人戒煙最有效。每一次覆診都要嘮叨一遍，煩得他戒煙為止？提供戒煙熱線？戒煙糖？戒煙門診？支援小組？

「是錢。加煙稅。」

Bed #8

人有三急

Nothing in the world is more dangerous than sincere ignorance and conscientious stupidity.

	Progress	Management
	NKDA ESND	
	PMHx:	
	( ) ? BPPV / Ménière's Disease	
	Adm x vertigo	
	- 5th episode over the past 2 months, all DAMA	
	- Associated with nausea and vomiting	
	- CTB unremarkable	
	- Refused SFI MRI, pending HA appointment	
	- Not taking symptomatic medications	
	- Now subsided	

ES = Ex-Smoker（前煙民）/ ND = Non-Drinker（不飲酒）

BPPV = Benign Paroxysmal Positional Vertigo（耳石症）

Ménière's Disease = 美尼爾氏症，俗稱「耳水不平衡」

DAMA = Discharge Against Medical Advice（簽紙自行離院）

MRI = Magnetic Resonance Imaging（磁力共振）

SFI = Self-financed Item（自費項目）

	Progress	Management
	Plan of Management:	
	- Erect / Supine BP	
	- CTB	
	- Bloods	

我不想作性別定型，但工作的這幾年間發現男女的求醫習慣真的非常不同。

很多男士經常都慣了拍拍心口就一句「我無事」，小病小痛都不會去看醫生，就算是大病大痛也可能等到真的嚴重得不能忽視才去看醫生，有些時候甚至會因此失去醫治的良機。女士則正正相反，小病小痛都會擔心是大病大痛，比較希望找醫生問得一清二楚，就算是頭痛抽筋也極為擔心是甚麼絕症的先兆。

去到最極端的情況，有些人甚至堅持自己一定有大問題，堅持自己患的不是最簡單的耳水不平衡，就算作了多重檢查也堅信自己腦有腫瘤又或是中了風，連藥物也不服用。進了十萬次醫院給了十萬次止暈藥卻一粒也不碰，每一次都電召救護車，當被告知是耳水不平衡的時候仍然相當不滿，覺得是一班庸醫醫不了他的病。

上面的病例純屬虛構，類似的真實個案卻不少。可以是頭痛、可以是胃酸倒流，但這類病人即使已作十萬樣檢查也不相信自己的病況輕微，甚至會到訪全港九新界不同的急症室，非要找出絕症來不休止。這些「病人」其實沒有甚麼大病，卻一定有點心病令他們有這樣的擔心。有些可能是因為家中有人患過重病，或是在甚麼媒體見過一些類似的案例，又或是擔心自己是最新一個醫療失誤的受害者，但我們大都沒有時間和他們好好傾談，就算有時間，他們都未必肯敞開心扉，更不願意承認自己根本沒有事。

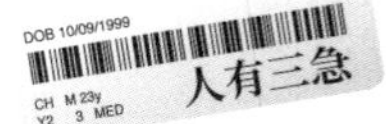

老實說，在這類病人身上，醫護很難分辨出他究竟甚麼時候是真的有事，甚麼時候只是一般恆常的頭暈身煢，很容易便會發生現代版的「狼來了」故事。

便宜急症

根據醫管局 2019 至 2020 年度的統計年報，急症室全年就診人次約為 205 萬，也就是全港每天多於 5,600 人有「急症」，一是香港人的健康很差，一是這幾千個「急症」中根本有非急症的成分。為了研究急症室的問題，我做了一個毫無代表性的研究，親自「訪問」了幾個做急症科的同學：「究竟是不是那麼多人濫用急症室？」

「是。」

香港公營急症室在病人登記時，根據其症狀、病史，以及血壓、心跳等維生指數等去決定病情的嚴重性，再分為危殆、危急、緊急、次緊急、非緊急五個分級。這個制度多次被各大報章報道、討論，大部分都是「我的親戚因為 XX 事去急症室，竟然都要排隊等三小時」。要知道分流制度並不考慮觀感，是真的要從病況去決定。

曾有一次報道説，怎麼肺炎得咳出血來才是次緊急呢？

「咳血」其實比大家想像中常見，可以是鼻血倒流、喉嚨損傷而令口水痰涎帶有血絲，可以是鼻咽癌、肺癌流血再咳出來，可以

是肺癆、肺炎嚴重時令其出血。支氣管擴張的病人很容易患上肺炎，痰中帶血差不多是家常便飯。而且，出血不一定危急，也要看出血的分量。如果是大口大口的血吐出來，連血壓也開始低，這當然是緊急情況；但如果沒有發燒，維生指數正常，又只不過是混和了口水有幾條血絲，看似驚嚇，卻又真的未至危急吧？

記得在讀外科的時候，那手術科的部門主管問我們：「手術時你手震，一舉剮開了一條動脈、一條靜脈，你會先補哪一條？」動脈血壓大，穿的時候會出現鮮血噴泉的奇觀；靜脈血壓低，穿了只會不斷滲血，形成一個小小的血湖泊。動脈穿了的畫面有十級驚人，看起來必定最嚴重，但其實動脈壁比較厚，收縮時有助止血，情況就似拿著水管澆花卻按著水管開口，水噴得遠、噴得高，但量未必多。相反，靜脈壁薄，畫面祥和卻其實更容易不知不覺流走了更大量的血。這個就是觀感和事實的反差。

説回我之前和朋友做的非正式研究，急症室被濫用的主因，一字記之曰：平。

十數年前，香港急症室是費用全免的，大家自由來去，有些人登記後覺得排隊太久便自行離開，不帶走一片雲彩。經過許多年，費用「大增」至現時的180元，包括需要的所有檢查、藥物、文件，名副其實全包宴。這個費用，是街邊私人診所診症費的一半，還已計算藥費、檢查費在內。有些私家醫院的24小時門診其實也是差不多價錢，但藥物、檢查當然要額外收費。

除了價格相宜，公營醫療亦沒有為病人提供太多選擇。日間時有普通科門診，其即日的預約籌跟演唱會門票一樣難搶；夜間門診只有某幾間門診提供，亦只診症至晚上十時。要是有打工仔在下班後看醫生，一是急症，一是私家，我怎麼不到急症室？私家門診又是一張病假紙，急症室又是一張病假紙，我怎麼不拿一張180元的？在外國，不少公司容許員工如果只是告一、兩天病假的話並不需要病假紙；香港看門診，到診紙、病假紙卻是極為重要，因為只不過離開幾小時到門診覆診，很多上司也怕你是在「蛇王」、「偷懶」，一定要有證據，毫無信任可言。

香港的健康教育不好，很多時候人們根本連甚麼是急症也不知道。晚上頭暈、頭痛、發燒、痛風，統統跑到急症室；拿著一些不正常的掃描報告衝到急症室，打算隨便就可以「通波仔」、開刀切肺。問一下那些公公婆婆，大都說「暈丫嘛！」，卻又健步如飛。問一下家屬，對方理直氣壯的說：「咁檢查下嘛，有事點算！你負責？」

記得醫學院一年級時上小組課堂，教過一個叫「CURB-65」的計分方式，用以衡量一個肺炎病人有沒有需要住院。分數不高的話，其實可以先用口服抗生素，醫不好才到醫院再作檢查。當然，

外國的醫院不是「總有一間喺左近」，很多事情都盡量在院外處理，情況不能與香港直接比較，但香港市民大都認為一發燒便要到急症室和服抗生素，一肺炎便要入院觀察，這些概念和實際需要明顯有很大的落差。

其中小部分的人亂用，亦源自公立門診排期太久的問題。

現時市面上保險計劃成行成市，不少人因此會每年作身體檢查。有些只是驗血，有些甚至會包括各種掃描。教書時一向說，如果全班一起去作全身掃描，總會有幾個人找到一點問題，而當中大概一、兩個人會有一些較急切的健康問題需要處理。有心臟科醫生說，在疫情期間多了不少人「通波仔」，因為大家怕了打疫苗，在打之前都去作全身檢查。照一百條血管，總會有幾條塞，這些人便成為了「通波仔」的新客源。

試過在醫院半夜收症，一位貌似健康的叔叔帶著大疊報告入院，說是今天在私家醫生處拿了報告之後，女兒大吵大鬧叫他立即到急症室求醫。叔叔吸煙的資歷有五十年之久，近來咳血，到私家診所照了個肺部電腦掃描，懷疑是早期肺癌，幸好沒有任何併發症。問叔叔為甚麼來急症室，他甚麼也不知道。

打電話問女兒，她很理所當然地說：「醫癌症囉！」

「但係癌症並非急症丫嘛。」

「咁都唔急？」

「急症室係畀呢刻唔醫會死嘅病人！」

「癌症都唔急，咩先急？」

「中風、心臟病、腸塞、血管撕裂、撞車斷手斷腳……」（下刪百個例子）

接下來的五分鐘，我被那女兒臭罵了一頓，說我們如何草菅人命，要求今晚就動手術、化療之類。冷靜下來後，她終於接受醫院安排，帶著老爸即晚簽字出院了。

這類病人可能是私家醫生建議，也可能是家人緊張，即使身體完全沒有不舒服，都立即衝到急症室來。有些是已經在公營專科門診排著隊的新症病人，但預約期在好幾個月，甚至幾年之後，中間也許太緊張、也許病情有變，便又來了急症室。有些人甚至直言不諱，說是來醫院「搏早期」，早點見專科醫生，希望得到更快的門診期。

這許多的瑣碎事情結集起來，便導致香港公營急症室的輪候時間持續高企。

據立法會秘書處2017至2018年度的資料摘要和食物及衛生局在2020年時在立法會的書面回覆，全港急症室的就診人次中有大概六至七成人被歸類為次緊急和非緊急。根據審計署在2008年的統計，有四成使用救護車的人最終的分流不屬於危急或緊急類別。這類數字並不屬於恆常年報必備數字，所以更新的數字暫時欠奉。

香港人不著重「平唔平」，更著重「抵唔抵」。綜合本地的價錢、選擇、醫療教育，公營急症室實在是不二之選。令一個本應該最「揀擇」病人的地方成為社會健康的安全網，長期爆滿兼且要等好幾小時也是非常理所當然的事情。

不再急症

新加坡人口大概570萬，面積則和撇除離島後的新界相若。兩地的生產總值、人口結構、文化也尚算相近，所以在討論本地醫療制度未來發展的時候，醫療系統享譽全球的新加坡便成為一個經常被援引的例子。我們便用新學的公共衛生去看一下新加坡這個地方。

第一，錢。

獅城市民每個月都要繳交強制性供款到Central Provident Fund，每一份供款都會被分到房屋、退休、醫療三個範疇，所以每人都必定會有儲蓄、有醫療儲備的部分。政府另外設立MediSave、MediShield等全民儲蓄計劃，變相全民醫保，亦容許額外再購買私營醫療計劃去作出更高的保障。另一邊廂，政府也會對中低收入家庭的供款有所補貼，務求全部人都享有基本的醫療保障。

有了這個計劃，市民們入院、看診時雖然都要付費，但會有政府補貼。再次以急症室為例，新加坡既有急症室，也有24小時門診，但在晚間、通宵時分的收費一般較為昂貴，診症費大概是新加坡幣100元（折合約港幣600元）起跳，而急症室收費一般比起

門診更高，可以高達差不多港幣 1,000 元，這已經是經政府補貼後的價錢。而且，新加坡的診症費只包括基本檢查、心電圖、血糖、包紮等服務，跟香港的「180 元自助餐」相比簡直是天價。

為了進一步減少市民濫用急症室，新加坡自 2019 年起，當救護員奉召到場但認為該名病人並沒有危急至需要救護車服務，他們有權不將病人接走，並會建議病人預約門診或是自行到醫院接受治理。即使病人被救護車接走，如果最終病人被急症室分流至非緊急類別，即使有保險也需要支付新加坡幣 274 元（大概港幣 1,600 元）的救護車費用。

有一次在香港坐救護車護送病人轉院時和救護員聊天，他們見過有人走路有點氣喘、有點腳痛、有點頭暈，即使離醫院只有兩個街口的距離也召來救護車，有些更是救護車到達目的地後便「拍拍屁股、打道回府」。肚痛、便秘、身痕、蚊叮蟲咬之類的「急症」也是十分常見。也有些人根本不遵從醫囑，例如長期哮喘卻又經常不用藥，召來救護車，聞一聞氧氣便又轉身離開。他們更聽過行家分享，說有人召來救護車去急症室拿籌，分流後外出吃飯，相隔幾小時後再召救護車回到急症室看症。其實救護員從出車、接病人、到急症室、辦文件之類，每一個小時只能接送一至兩位病人。有一個人亂叫救護車，是真的可以令到一個有需要的人延遲救治。救護員分享時，低聲嘆了一口氣。誰叫香港沒有機制去懲罰亂召救護車的人，消防處也沒有權力去拒絕將病人送院？

有人說新加坡是「懲罰式收費」，但你知道一次從救護車到急症室到診症到領藥的過程其實成本起碼成千上萬嗎？幾千元其實只是「成本價」。要不你查一下在美國如果沒有保險卻要去看急症室要花費多少錢？

第二、三，架構和市民態度。

前文提過，2017年新加坡政府為了簡化醫療體制，將全國重新劃成三大聯網，將本身細碎的各樣服務分至各大區之下。新加坡提供的24小時門診為因各種原因趕著要半夜去看病的市民提供選擇，香港在這方面實在有著不足之處。看公營門診又要晚上十時之前趕到，去看私家的紀錄又不互通，變相鼓勵大家使用急症室。

在英國實習時見到人家那空蕩蕩的急症室令我感到十分驚訝，原來急症室可以是這樣的。除了金錢和架構，市民習慣也是很重要的一環。西方人民習慣先靠自己，再靠藥房，又或是各類專職治療師。有事要尋求醫生協助也習慣先找自己的家庭醫生。獅城政府為了教育自己的市民，在各大醫院和政府相關網頁都會列出甚麼事情需要立即衝往急症室、甚麼事情可以自己乘車到門診掛號、甚麼事情其實可以考慮第二天再找醫生處理。要是有人不懂，到一次急症室「交一次學費」，教訓相信會非常深刻。

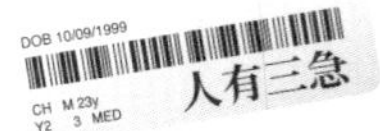

回看香港。

香港精神是甚麼？這大概有一百種答案，但「快」和「抵」相信一定榜上有名。「180元免加一全包宴」這類「抵到爛」的套餐在香港絕無僅有，要信有信、要藥有藥，唯一比它更便宜的門診便只有普通科門診，一次50元正，但說了很多遍，無位。雖然見醫生要輪候好一陣子，但不少人先掛號、再飲茶，回來才看醫生，亦得。只要見了醫生，又有血抽，又有藥攞，必要時還可以拿兩封轉介信，抵得你笑我笑大家笑。

其實醫管局一向都希望提高急症室收費，但每一次只要有風聲傳出都會引起熱烈討論。在2017年時曾提議收費定於220元，引起很多市民、政黨反對，亦有人認為定價太高會令到低收入群眾諱疾忌醫，最後雙方協商定價於180元。2010年，醫管局曾考慮設置24小時門診，但計劃最後亦胎死腹中。

即使香港不能完全仿效新加坡，但180元和600元之間有很大空間，「全包宴」和「基本套餐」之間也有極大商量餘地。怕低收入人士諱疾忌醫，新加坡會為合資格人士提供額外補助，不行嗎？加價只限於次緊急、非緊急人士，不行嗎？話說回來，低收入人士也不應該將急症室當成普通科門診吧？

設置24小時門診當然困難，也不過是那三招。

錢從何來？總不能叫醫生、護士們回來當義工？

人從何來？急症室人手不足，家庭專科人手還未成熟，我從哪兒找來那麼多醫護？說了很久找來的海外醫生，多出來的人手是會應用於這些最水深火熱的地方嗎？家庭專科一向不用當通宵班，你如何說服他們忽然需要輪更？

門診地點何來？要知數量太少、地處太偏，大家便倒不如回急症室去吧？

病人到何去？一班老人家連平常普通科門診的地址也不知道，我又如何鼓勵病人要轉到 24 小時門診，甚至是翌日求診？

任何服務加價，消費者是從來都不會同意的，那許多民調的結果不用做也已可以預知。難道我還會走到超市門口示威抗議它的豬肉太抵買了嗎？

急症室爆滿、病房爆滿、基層治療、健康教育統統都有著千絲萬縷的關係，許多年來事倍功半苦無成果。要解決，就要看未來有哪一屆政府選擇醫療這個「難」來迎難而上了。

Bed #9

金錢世界

Money often costs too much.

	Progress	Management
	Smoker	
	Drinker	
	PMHx:	
	1) HT / HL / DM, refused medications	
	2) Recurrent Angina, pending CT Coro	
	Adm x Chest Pain	
	- Anginal pain this morning, aborted w/ TNG	
	- Assoc. w/ radiation to left arm and sweating	
	- 3rd episode in the past 6 months	
	- Now out of chest pain	
	Just had SFI CT Coro done last week, pending report	
	Physical Examinations:	
	- Out of pain, not in distress	
	- No heart failure symptoms	

CT Coro = CT Coronary Angiogram（心臟血管電腦掃描）

TNG = Nitroglycerin（俗稱「脷底丸」）

	Progress	Management
	Investigations:	
	- ECG: no acute ST / T changes	
	- Echo by AED: LVEF 30%, no valve lesions	
	Echo = Echocardiogram（心臟超聲波）	
	Plan of Management:	
	- Serial Bloods / ECG	
	- TNG prn	
	prn = Pro Re Nata（有需要時）	

「這位病人的心口痛，最大可能是甚麼原因導致？」

「是心血管疾病令他有心絞痛症狀。他有吸煙、喝酒習慣，有三高卻不肯服藥，這些都會增加心血管疾病的風險。」

「根據急症室的初步檢查，還有甚麼問題需要處理？」

「心電圖沒甚麼異常，但心臟超聲波顯示心臟功能不好，有心臟衰竭的現象。」

「那麼你認為我們有甚麼需要處理？」

「要盡快拿到他的電腦掃描報告是吧？」

「對。雖然還沒有正式報告，我估計他的心血管都會有相當嚴重的閉塞。電腦掃描只是初步的檢查，能看一下大概血管閉塞的程度，但真實數字依然要靠心導管檢查才能作準。」

「那為甚麼不直接進行心導管檢查呢？」

「心導管檢查（coronary angiography，行內俗稱Coro）要將儀器經血管放到心臟附近，風險比電腦掃描大。而且，不少所謂心絞痛的病人其實並不是由心血管疾病引起，所以我們通常建議先做掃描。另外，做心導管檢查時可以直接進行『通波仔』（percutaneous coronary intervention，簡稱PCI），在同一個傷口用同類儀器將『波』和支架送到心血管。為了不作重複，我們一般會兩項程序一起進行，先作檢查，有需要便直接『通波仔』，也就是所謂的Coro +/- PCI。」

「那他現在就是要等Coro +/- PCI嗎？」

「這個就是問題。醫管局內，只有急性心臟病發可以免費『通波仔』。因為若非急性心血管病而希望『通波仔』，病人要自行支付儀器費用，雖然比需要繳付藥費、醫生護士費用之類的私家醫院便宜一大截，但價錢仍然不是一般人可以負擔。這些問題要和病人好好討論，準備好了才可以排期作 Coro +/- PCI。」

醫學一向給人很難、很高深的印象，覺得所有醫理、病理、藥理都很不簡單，一定要 IQ 超過 200 的天才才會有能力理解。

其實這只是一個美麗的誤會。

當然，醫學並不容易，也要講天分，而且要跟得上每時每刻都在發展的新藥、新指引、新手術，更需要平時累積的經驗，但日常的醫務其實並不一定需要進階知識。「通波仔」的專才懂得如何通一條塞了兩個世紀的血管，腫瘤科的專家懂得用最新的基因測試尋找用藥的新出路，這些非常進階，也非常困難，卻可能只佔了醫院日常工作的一、兩成，剩餘的都是一些很「貼地」、很「社會」的問題。錢就是其中一個最常見的大問題。

買藥是錢，住院舍是錢，「通波仔」是錢，做掃描是錢。如果病人本身已經靠各樣津貼生活，其實處理反而更容易，因為很多的藥物、治療基金只要「夠窮」便能申請。反而，一些比「夠窮」剛剛富裕一點點的人，基金申請不了，錢卻照樣需要付出，病人、家屬都會更為頭痕，我們處理這些案例時也更為麻煩。難道我們要強迫他們更快落入「夠窮」的資格嗎？

乜都係錢

談及許多公共衛生，發現甚麼也是錢。錢，也是其中一個在病房最常處理的問題。

病人在醫管局得到的藥大概可以分為三類。

第一類是最普通的藥物，開多少也只收基本藥物費用，包括了不同的止痛藥、抗生素等。第二類是特別藥物，要病人符合特定資格才可以按基本藥費配藥。現時新藥愈來愈多，很多藥物都屬於第二類。以糖尿病為例，無論口服藥抑或針藥也都推陳出新。由於新藥費用比較昂貴，醫管局便訂立了一些規定，要病人先服用簡單藥物，控制不了才可以拾級而上。最後一類則是自費藥物，基本上是藥費全由貴客自理，癌症用的特別化療藥物、免疫療法不少都是屬於此項。

曾跟一名腫瘤科醫生巡房，他戲言：「癌症新症，先要睇病人係『水喉』有幾大。」由於不少癌症用藥都屬於自費範圍，這句戲言其實也是悲哀的現實。要知道醫管局根本沒有可能為所有病人提供完全公平的治療，而成立當初，只是立志令全部人得到最基本而有質素的治療。為了幫病人架設安全網令他們也可以得到一些高端服務，醫管局和不少其他機構都有提供各式各樣的援助基金，

最著名的自然是我們叫作Sam Fund的撒瑪利亞基金（Samaritan Fund）。這類援助大部分都要先進行資產審查，所以經常有病人問我們怎樣才符合資格。「夠窮」是必須的。不少來自中產、小康之家的病人都只能苦笑道：「打多幾針就會有資格申請。」

Sam Fund覆蓋範圍甚廣，我到目前為止轉介得最多的，應該是「通波仔」用的支架。到私家「通波仔」，醫生、護士至手上的那塊棉花也是錢，埋單可以高達數十萬元。醫管局「通波仔」也要收錢，但只收器材的價錢。

「吓！塞晒血管都要收錢？」

「無錯，按金X萬，多退少補。」

「搞錯！咁點樣先唔洗錢？」

「真係急性心臟病發嘅時候通就唔洗錢。發現心血管栓塞但未心臟病發嘅就要錢。」

「即係死就唔洗錢，唔死得就要？」

「呃……」

要知道儀器費用動輒幾萬起標，用的儀器較多的話，成本甚至要幾十萬。如果全部「通波仔」都納入醫管局津貼範圍，醫院大概會瞬間破產。要記得，醫管局只能為大家提供基本醫療，並不是全民得到世界一等一的技術。

Sam Fund 有一個清單，羅列它覆蓋的藥物、儀器，但單靠一個基金絕對無可能支持所有的援助，所以除此以外，我們常用的還有關愛基金、惠澤藥房等服務。要成為一個稱職的專科醫生，幫助病人獲得最好、最方便、最便宜的藥物大概也是專科訓練的其中一個部分。

所以，醫癌症、醫心臟病其實並不一定是最困難，和家人討論價錢問題、商討不同價錢的選項等事情反而是我們前線醫生其中一項最花時間的工作。商討過後，還要拜託醫務社工為病人處理所有繁文縟節，其實他們才是真正的幕後功臣。

需要轉介醫務社工的還有之前提及過的「placement」問題。

院舍有公營、有私營，價錢也並不劃一。病人尚在留院，怎樣也沒可能叫他出去選擇自己心儀的院舍吧？因此，病人若然出院要到老人院，一切便要依靠家人在外張羅。要去參觀、要去見社工、要去下訂金，還未計眾多家庭會議所需要的時間。前前後後花費大概一星期時間的話已經算是神速。

曾經在復康病房見過一位阿姨，單身的她身患癌病，一向跟兄弟姊妹住在外國。外國醫療昂貴，癌病醫了一半便放棄了療程。她

又不想讓家人掛心，毅然隻身回港。大概太久沒有獨居，加上行動不太方便，一次因為氣喘便進了醫院。和她傾談的時候，發覺她是一個「死症」。不是癌症太嚴重，而是根本出不了醫院。

長期病患行動不便，雖不用長期臥床，但回家跌倒的風險也不低。說要她回家，她又怕沒能力照顧自己；要她找親朋戚友幫忙，她又不肯麻煩別人；著她找家務助理、院舍，她又推說自己沒錢；叫她申請資助，她又說聯名戶口內其實儲蓄不少，她卻一點也不想碰。想盡辦法，只好直接問她一句：「咁你想點？」

「喺到做復康做到好返囉！再唔係留喺到過世囉！」

事實上，她不是第一個在醫院住得不願離開的人。公營院舍大概是每個月兩千元，但輪候時間已經達到兩、三年以上，冷血一點說，死了一位院友才會有空間收下一位；佔全港大概七成院舍宿位的私營市場則完全自由定價，從最便宜的幾千元至幾萬港元也有。反觀公營醫院，每天100元正，又是全包宴，還要每天有醫生巡房，又有各位治療師照顧，有甚麼問題又可以即時有藥，又是一個抵到爛的選項。「院霸」的問題雖然不算常見但總會有幾個，也是醫生最怕遇見的人。我總不成「夾硬」寫出院紙，就把病人放在門口待貴客自理吧？的而且確，病房環境不一定很好，但老人院的環境也可以極為參差，誰說一定比公立醫院好？如果我是一個需要長期照顧的病人，我也住得不願走了。

在病房工作還有另一個經常觸及的金錢問題，叫做掃描。

公營服務好像已經和「等候時間長」畫上了一個必然的等號，掃描更甚。

普通電腦掃描（CT）如果能在幾個月內有空位已經算是「早期」，聞說一些例如心血管掃描等「受歡迎」的掃描，已經有一條長達五年的隊。磁力共振（MRI）所需要的輪候時間比電腦掃描更久，可說是不堪入目。其實所有的掃描機器基本上已經是每天24小時全天候運作，除了服務預約了掃描的病人，也要「讓位」給醫院內一些危急掃描個案，遠超機器本身設計上可以承受的負荷。有時機器也會辛苦，也會壞機，那一天對放射部門來說一定是地獄的一天。

正正因為公營掃描有著如此的負擔，我們每一次和病人談及掃描的時候，必定會出現以下對話。

「你咁樣要照XX掃描啊！」

「噢……」

「你會不會想去私家快快手照咗佢？」

「吓？咁要幾錢？」

「幾千蚊啦，唔同地方有平有貴。」

「咁點解我唔喺公家做？」

「要等五年。」

「噢……」

就是這樣，我們每天都在病房和門診跟病人交代，好像要威逼利誘病人到私家中心去照掃描。不少醫生、病人對這現象其實相當不滿，覺得醫生怎麼好像變成了私人醫療中心的銷售員。有時看到他們面有難色，卻要勉為其難掏出幾千塊錢去做掃描，也會覺得自己很冷血。

患有慢性肝炎的病人理應每半年照一次超聲波去檢查肝臟，但公營體制絕不可能容納那麼多病人每半年做一次檢查，肝科醫生也只好將病人全部轉介私家。有不少病人不願意長期自己付錢，便隔幾次才去一次私家，又或是等那每幾年一次的公家超聲波。有時見到這類病人一驗便驗出擴散了的肝癌，欲哭無淚。婦女健康是公共衛生的一大環節，但乳房造影、柏氏抹片檢查等服務卻並不屬於醫管局可以提供的常規檢查。

當然，掃描有了預約期我們可以嘗試找放射科醫生加快，但大部分時間都不會有太大分別，所以大家即使不時聽到在公營體制可以有真正極速的服務，但你絕不會希望自己病到那一個程度。要是病人真的未能支付，電腦掃描、超聲波之類的掃描還是可以在公營醫院排隊。正電子掃描（PET-CT）是一種相對新興的掃描，在檢查癌症、血液科疾病時非常好用，已經是國際間用來診斷、監察這些疾病的標準，但這個服務在香港公立醫院只讓公務員和某幾種癌症病人使用，其他一律要到私家自己處理。

「錢不是萬能，無錢卻萬萬不能」雖然已經老掉牙，卻依然真實。

有的是錢

記得好幾年前還是醫學生的時候，曾經見過一個很年輕、剛剛組織了家庭的癌症病人。他的癌症很惡劣，幾個月間已經走遍全身，連換藥也沒有他的癌症變得快。一次，他因為癌症併發症被收進了醫院，他那長居內地的父母便立刻飛回香港探望，並要求見醫生。

「醫生呀醫生！我求求你救下佢。」

「我哋已經用過好多唔同嘅藥⋯⋯」

「佢剛剛先至生咗個女，搵到份新工，所有嘢都好好地⋯⋯」

「我明白，但係⋯⋯」

「醫生！我求你啦！錢我多多都畀，你用外國藥，唔好用次貨⋯⋯我求你啦！」

話音未完，他的母親便忽然飛撲向醫生，跪在地上，「噹噹」聲地就叩起響頭來，哭喊得呼天搶地。醫生和我連忙都跪到地上，將她扶起來。

長居內地的他們大概已經習慣了有錢和無錢的治療方案有很大分別，就算是藥物也有質素高低之分。他們大概也覺得我們醫治病

人努力的程度和紅包的「餡料」直接掛鈎，但到最後也要接受孩子的癌症不會因為叩頭的狠勁給叩走。在香港整個醫療體制中幸好暫時還沒有這些習慣。各區醫院的藥房有的藥物大同小異，也不會因為付不了錢而拿來同一隻藥的次貨。

的而且確，藥物有分正副廠的貨。某藥廠開發了一隻藥物，在擁有專利權的許多年間，基本上都是壟斷市場，亦可讓藥廠賺回開發藥物的成本。大部分國家的專利權只有二十年。當二十年過去，副廠便會爭相進入戰團，製造出有相同有效成分、價錢卻極為相宜的副廠藥物。藥物質素由製造國的法例所監管，理論上正副廠之間的藥性不能有太大的差別。印度、中國、泰國等地的副廠藥物製品全球著名，包括香港在內的不少地方的病人有需要長期服用一些昂貴的藥物時，他們會寧願到這些國家購買副廠藥物，始終價錢可以相差幾十倍。記得我去印度時曾經作過比較，一種香港成本價要大概七元港幣一粒的偏頭痛藥，印度幾十塊錢便有一整袋。

有時候，醫院會收來一些在私家醫院醫到一半的病人，大部分都是因為經濟問題而不能繼續在私家醫院繼續治療。也有時候，有人在私家醫生覆過一下診便轉來公立診所，醫療意見在私家門診拿，藥物則來醫管局領。這類病人不時都問我們「你嗰隻係咩藥」，要求我們處方「我私家醫生用開嗰款」。之前收來一個久燒不退的病人，家屬跟我說：「私家XX醫生幫佢打咗啲靚抗生素都唔退燒，公家係咪唔會有更好嘅藥？」看了紀錄，不禁失笑，還不是augmentin，以為是甚麼神藥要幾百塊錢打一針。

不少人有一個錯覺，覺得藥物愈貴愈好。就以抗生素為例，醫院常用的抗生素成本價其實都只不過幾塊錢至幾十元不等，很新很強勁的藥也不過幾百元一針，歷久常新、過了專利權很久的抗生素甚至一粒不用一塊錢。在私家打針要幾百元一針，除了因為私家醫院大都使用原廠藥物，也因為中間的鹽水豆、紗布、針筒、幫你打針的那雙護士的手統統都是錢。未去過私家，大家都不會知道公營津貼那份「愛」有多濃，當失去了才會珍惜，像極了愛情。

當然，世界不是那麼美好。

有多少錢和可以得到甚麼治療，或多或少依然互相掛鈎。這個不幸，在癌症病人身上最為常見。大概二十年前，癌症的治療依然離不開化療、電療，所以也離不開痾嘔肚痛甩頭髮之類的副作用。這些二十年前的印象依然是不少現代人對癌症的觀感，亦令到不少人一聽到癌症便覺得生命無希望。其實在過去二十年間，標靶治療、免疫治療的發展一日千里，現在除了化療、電療外，仍有千千

萬萬款藥物可用作治療。還記得之前講過的二十年專利保護期嗎？於是，這類新型藥物很多依然是正廠獨市壟斷，每款藥物每一針可以動輒幾萬元，每幾星期一針，而療程中又同時可以有兩、三款不同針藥。

在公營醫院沒有甚麼開藥費、打藥費、處方費，但成本價也需要每月十幾萬元的藥費依然令人吃不消。援助基金的而且確有不少，但其實「夠窮申請」和「夠錢用藥」之間仍然有很多不幸的夾心階層。見過有人試過不少化療、標靶治療卻依然失效，理論上還可以作基因測試去看一下適不適合用一些更新的療法。可惜，這些測試、藥物都需要自費，最後只好作罷。

原來無錢

說過醫管局有著風光的過去，那怎麼現在經常為人詬病？

醫管局在 1990 年正式成立，頭幾年的而且確順風順水，但去到千禧年後接連遇上金融風暴、沙士等大事件，正如剛才提到，香港的醫療撥款完全依賴政府資金，政府收益減少，撥款自然下降，所以在那段時間，醫管局推出「肥雞餐」讓高級醫生提早退休，有醫院更因此要減少病床數目，最後甚至因為沒錢聘請所有香港本地醫學院的畢業生而說香港醫生數目已經足夠，削減了醫學生名額。

記得嗎？一個醫生從入讀醫學院到成為專科醫生需要十多年的時間，當時種下的因，便長成了現時人手短缺、青黃不接的果。近十年，經濟發展再次上揚，醫療撥款也跟隨提高，但中間落後的十多年暫時好像還未追上。

為了爭取分得更多的資源、病房、儀器，病房的老闆們自然要「做靚條數」，但一條「靚嘅數」卻又好像和預期不太一樣。

醫院分配資源務求讓錢供給最水深火熱的地方，數字愈嚇人的地方便愈有需要拿到資源。一個佔用率 200%的病房自然比一個

「只有」120%的病房緊急，而又如果病房甲有五個姑娘的人手，又當然比「只有」四個姑娘的病房乙充足。這種邏輯下，病房甲就似被定義為「夠人」，批下來的錢、請來的人便會被送到病房乙去。誰知道其實病房甲只不過是那五位護士們用百二分心力去支撐，卻好像被認為「撐得住即係夠人」。新來的人去了病房乙，病房甲的姑娘便知道苦況又要維持到下一次請人為止，撐不下去了便惟有「劈炮」。新來的不想進入熱廚房，舊的人不想待在熱廚房，整件事因此便落入一個惡性循環。

在分配資源上，資源會向「兩者取其差」的地方流去，但事實上兩個病房都是充滿加床、兩個病房都不夠姑娘，設計上卻好像鼓勵病房維持水深火熱、「盤滿缽滿」的狀態，好像不太合理吧？亦因如此，在醫管局當一個部門老闆，要懂得在有需要時在文件上寫出一副水深火熱的樣子，執行上又不能令員工過勞，這才可以確保部門得到支持和保持士氣，但這又怎會是做了廿年醫生、護士便保證能悟出的技能？

聽過有專科對院外病人的照顧很好，令他們不太需要入院，這樣卻令他們「條數唔靚仔」，被人減了撥款。我們的確讓更水深火熱的地方得到甘露，做得好的部門卻又好像變相受到懲罰，做得更好的誘因自然減少。

說起錢，我們經常說要開源節流，但其實在某些地方，我們更需要的是節源開流。

節源開流之一，就是處理急症室、醫院的求診人次。從教育、收費、救護車徵費開刀是為節源，做好 24 小時門診、基層治療、專科轉介是為開流。專科門診又怎麼辦？基層治療的進步、減低不拿轉介信直上專科診所的可能、讓眾多門診有足夠時間見病人，這些都是節源的方法，而如果整個結構容許病人回歸基層，當然是開流。這些都在之前詳談過了。

最重要的開源節流，最常提到的自然是醫療融資，近來的另一個熱門話題，卻是人手問題。

醫院最主要的人手源頭是本地各大訓練機構，有醫學院、有護士學校、有各式專職治療訓練，其實這些地方的學位數目在過去幾年間已經慢慢上揚。訓練需時，效果大概要好幾年之後才能呈現。和臨床急救一樣，在輸血之前，如何成功止血便成為最大的課題。

像玩撲克牌一樣，我們必須要知己知彼，需要知道對不同員工來說，除了「愛和責任」，也要有留在醫管局的誘因。

醫管局也算是個鐵飯碗，薪高糧準，對醫生來說更是專科訓練必經之路。公營醫院有著所有專科、掃描的輔助，一通電話便可以和所有人聯絡，這種跨科目支援在私營機構比較難達到。亦聽過不

少老一輩醫生説過他們愛留在公營醫院，因為到了私營執業，和病人之間便會出現金錢交易，關係不再是純粹的醫患關係。

醫生要靠醫管局才可以作專科訓練，護士、治療師、技師、服務助理等卻沒有這種需要，到其他地方也可以繼續作訓練。薪金，公立醫院絕對追不上私營機構；工時，公立醫院遙遙領先；繁忙，私家醫院拍馬也追不上。由此可見，公立醫院對這些人來説的吸引力便會低很多。

怎樣才可以改善？我輕輕上網谷歌一下也已經找到不同員工的訴求。

不再追數，而是平均地在所有病房都需要進步。有人會以為「十個人工作的病房也未崩潰，我為甚麼要讓你聘用十一個人？」，這個是一般企業思維的管理方法，在現在的公營醫院卻並不適合。當全部地方其實都缺人，而機構又不是真的那麼缺錢，是不是可以寬鬆一點？十個人也可以運作，但十個人都做到崩潰，連病了也不能告假，這種生活能撐多久？

醫院需要輪班工作，每一更的分布時間都令人沒了一整天，而且每一更也要超時。世界很多地方都開始提倡五天工作週，我們卻依然是五天半至六天的工時。外國的通宵更可能是一個月才那幾次，香港的卻是每幾天便一次。為了上班要斷六親，和身邊所有親朋好友的作息時間都是八字不合，又永遠不能説清自己的作息時間，這種生活能撐多久？

近年開始有超時津貼，又或者有超時補鐘。為了保持這些措施的彈性，實際執行由各部門主管、病房經理決定，卻造成了「貧富懸殊」。有些聯網、病房較為寬鬆，讓員工們盡量「有得補就補」；有些卻較為嚴格，符合特別要求才會「有得補」，並不特別鼓勵員工額外幫手。聽説在 COVID-19 第五波最兵慌馬亂、不夠人手之時，竟然有病房經理説情況也不算太惡劣，不容許員工申請「補鐘」或「津貼」。

所有員工都在説，我們根本是拿自己的健康換取病人的健康，這又為了甚麼？

無論在醫護行業或者其他地方，很多人都會説「舊時都係咁」。的而且確，新一代的抗壓力可能不高，又可能作出更多投訴，但又如何？舊時差，為甚麼我們要以之為標準？我能以「舊時都係咁」為由叫人回到茹毛飲血的生活嗎？「舊時係咁」的問題就不再是問題嗎？更重要的是，現職員工聽到這樣的説話，你覺得他會去或留？

不少人笑罵醫管局派魚蛋燒賣、為醫護鼓掌、借錢上車之類的打氣措施，其實我覺得無傷大雅，只不過效用有限。為了支持 NHS 在疫情時的工作，英國都有人發起群眾在家為醫護鼓掌的運

動，獲不少名人響應。和香港相同，他們也都收到一樣負評。「深層次問題」未獲得解決、撥款依然緊張、病房佔用率依然高企，就算是派發魚子醬給我們也無福消受。水深火熱時派來一點營養品、兩張禮券，難免令員工有一點「你係攞景定贈慶」的感覺。

執筆之時，香港正值多事之秋。對醫護來説，最重要的當然是有關引入海外醫生的修訂，內容就不在此多作討論了。對於這項修訂，坊間已經有不少比我高班十倍的人發表過意見，小薯的看法大概只會更沉悶，亦不會有新意思。

最重要的是希望大家要記住這些事情。

立法時大家「公説公有理」，沒人會看得準最後的結局。現在的離職潮、青黃不接原來源於二十年前的金融風暴；現在立的法，也可能要如此時間才會見真章，大家也只可以「放長雙眼」。可以肯定的是，香港的「深層次醫療問題」，斷不可能單靠一兩項修例而解決。

但就算問題再難解決，起碼也要讓人看到曙光。

結語

多謝大家跟著我巡了一轉病房。巡完了，有甚麼感受嗎？

內科，又叫醫院垃圾崗。所有急症想不到原因的病、其他專科不處理的病，統統都是內科的病。讀書時常看到奇難雜症，說某某病會有甚麼有趣的病徵、要用甚麼特別的檢查、能以甚麼劃時代的藥物醫治，這類令內科醫生「興奮」的症卻是九牛一毛，每年可能會碰上幾個，但其實那其餘九成半的病症都是心跳、心口痛、頭暈、眼花、面腫腳腫、呼吸不暢、食慾不振。其中，一半上到病房已經再無症狀，又或者只是有一點耳水不平衡、一點胃酸倒流。巡房時要運用的醫術未必特別高深，但要處理病人的心情、病人的家庭、病人身處的社會，前線內科醫生們卻是要扭盡六壬。

如何解釋心跳的情況不是心臟病？
如何解釋耳水不平衡不是有腦腫瘤？
如何解釋為何伯伯出院之後不再會走路？
如何解釋其實繼續搶救都只會是徒勞無功？
如何解釋為甚麼某某藥物仍然要自費？
如何解釋為甚麼電腦掃描和磁力共振要排上數年？
如何解釋一個自理能力不錯的伯伯卻因洗肚而要住老人院？

當實習醫生時，曾經和一位內科醫生閒談。他先笑問我為甚麼自尋短見要選擇內科，然後跟我說當醫管局前線醫生的心得。

「要緊記，醫生只不過是你的副業，你的正職是物流，每天要好好計算著自己的病人數目。

「要是你不好好計算，萬一今天晚上要收一個心臟病病人，他就要睡走廊床位；要是你不好好計算，明天你便會有三十個症；要是你不好好計算，病人、急症室、醫管局也不會可憐你，只會繼續收症。」

假設每個醫生每天大概要收五個新症，亦即是每個醫生每天要將五位病人送出病房才能達至「收支平衡」。你回望我們剛剛「巡」過的九張病床，你能送多少人出院？人家中了風、心臟病發，大概不能出院吧？有感染的要打抗生素，可以嘗試到復康醫院找個位置給他。問題最不緊急的大概是六、八號床吧？但這又只會將他們推回一個出入院的循環吧？收支不平衡的話，巡房辛苦事小，病房沒有床位事大。「夾硬」塞多兩張病床，空間不足，每一個堅持要到病房廁所去夜尿的叔叔都是一個跌倒的風險。就連護士要上藥、護理員要抽血、實習醫生要見病人，八成時間都是將病床重新堆砌。「今天沒空接他出院」、「今天還有一點頭暈不想出院」是司空見慣的事，「為甚麼我爸爸八十歲老人家還要睡在走廊」也是病房十大常見問題之一，但大家好像從來不知道這些問題其實帶有因果關係。

行外的人常常分不清內科、外科，行內的人則常常覺得內、外科的人經常互相討厭。的而且確，兩科本身的特質令到裏面的人也有不少相同之處。

外科醫生經常有緊急手術，在手術室內是爭分奪秒式的工作，所以經常給人一定要快、狠、準的感覺。以前在醫學院上課，答問題時、在手術枱上時稍為反應慢一點，已經會錯失機會，甚至會被人罵「唔識就返去溫好書」。

內科醫生動腦比動手多，人體疾病幾百個可能性都要逐一考慮，卻有機會被人厭煩，不能好像外科醫生一樣「引刀一快」。又再回到醫學院上課的時候，在答問題時如果考慮得不夠周全、想不起一些重要的可能性，又或是忘了某種病的病理和藥理，我們也是被罵「唔識就返去溫好書」。

你問我的話，我又不覺得兩科勢成水火，甚至認識一些行內的情侶、夫妻都是一個內科和一個外科的配搭，還不是一樣的恩愛。即使大家方向不同，懂得欣賞對方的長處才是最重要。

在醫學院時有一段日子被派到某醫院的外科部門學習，每天就是緊跟外科醫生去巡房、去大巡、去門診、去手術室。那時候的外科主管相傳是出了名的惡，很多醫學生也怕了他，我們一組同學卻十分喜歡那幾個月的經驗。試過幾次跟著外科主管，見他從手術室走出來時，那張臉比經過熔岩炙燒的牛扒更燶。一問之下，原來是手術時他自問做得不夠好，甚麼地方不夠仔細、甚麼地方不夠徹底。脾氣很大，更大的卻是那源於力臻完美的自責。

「會用刀搵食」的醫生對「完美」都有一點執著，執著傷口癒合後的疤痕、執著手術時做得俐落與否、執著術後出現併發症的可能。在上乳腺外科的課時，醫生甚至教我們如何用乳頭、肚臍等作定位，以科學和數學為切除乳房後的女士重建一副美麗的身軀。

又記得見過那位外科主管帶著他的愛徒進手術室，卻從頭罵到尾。罵的不是知識匱乏，而是動作夠不夠圓滑。原來一個做得好的手術，沒有併發症、傷口癒合得好已經是基本要求，主管更是要求縫線時的速度節奏、下刀時那動作的一氣呵成，與其説那是一場手術，倒不如説那是一場表演。

這些都是外科特別的追求，在內科有的卻是「另類」美感。

我們不會將病人劏開，不少病患更都只存在於數字、報告上，但是……

心臟科醫生會在候召時衝到急症室去接收一個懷疑心臟病發的病人，然後跟護士們一起推著一車的鹽水、心臟監察器衝上「通波仔」專用的手術室。病人到達時，見到負責「通波仔」的放射技師、醫生已經穿好一身的鉛袍，務求將「波仔」盡快通上病人的心血管。

胸肺科醫生會在病人爆肺時，熟練地為他插入引流管，放出空氣。當膠管插穿肺膜的一刻，空氣洩出時會有氣球放氣的聲音，是一種說不出的療癒。接著，你便能夠看著病人瞬間呼吸暢順，血氧含量也逐步回升。

腸胃科醫生是內科中其中一個最多「手作仔」的專科，會做腸鏡、膽管鏡、胃鏡等程序。病房不時收來胃出血的病人，靠的就是他們馬上趕到手術室，用內窺鏡在病人胃部的一片血海中止血，起死回生。

自身免疫病堪稱世界上最難纏的疾病，會影響各樣器官，又需要很多不同藥物，對日常生活的影響十分大。風濕科醫生就是要照顧這一班不幸的病友，為每個人選擇不同的藥物、不同的分量，達至不同效果，一病也可以有二十種醫法。

要數另一個同樣需要細心和耐性的專科，非內分泌科莫屬。記得有一個內分泌科的專科醫生說過：「我們選 endocrine 的，都只是希望沒甚麼急事，靜靜地校下糖。」即使每一種胰島素都有自己的特性、時效，內分泌科負責的是要了解每一位病人的作息時間，畫出時間表，再選擇適合的藥物，甚至要為工作需要輪更的病人製作出每天不同的打針時間表，那份細緻無人能及。

除了這些專科，還有前文提過的腦科、腫瘤科、血液科、腎科……五花八門的專科坐在一起，就會組成一整個內科部門，為的就是照顧病人每一個器官，乖乖地維持健康。

我曾經提過，香港醫療最擅長「吊命」，但求穩定、沒有生命危險。數十年前，肺炎、中風、心臟病，就連痰涎「落錯格」都可以是老人家生命完結的原因。隨著藥物的進步，隨便的用一點抗生素、一點薄血藥、一包鹽水，讓我們將人生的終點線愈拉愈後，卻沒發現到達終點的都是一群沒甚麼意識、全身緊縮、包著尿片、吊著藥水插著鼻胃喉的百歲老人。我們榮獲最長壽地區之一，卻從沒有人提過生活質素。

每次當值時，看著急症室收來大批大批的老人家，病房大批大批的上著抗生素，其實心情也相當迷惘。診斷、醫治奇難雜症的機會當然不是身為初級醫生的我所奢求的，但我就連行醫基本的「幫助病人」也好像做不到。經常自問，我們每天為病人「吊命」究竟是在幫助誰，我醫的究竟是甚麼？

外科醫生喜歡見到效果立竿見影，切了就是切了，成功與否在幾天內便會見真章。內科喜歡的卻是巡房時，見到病人慢慢康復，會跟我說一聲「醫生早晨」；門診時，見到病人的指數慢慢向好，會跟我一起為一個健康的數字而興奮，這些都是每天那一點讓我慢慢走下去的原因。當一個病人發了幾星期的燒，終於給你找出病因；當一個病人糖尿高企，卻成功給你轉藥把它打下去；當一個病人患癌以為自己必死無疑，卻可以看著掃描上的腫瘤愈縮愈細，這些都需要不少時間，但正正是內科的獨有魅力。

有很多人奇怪，為甚麼公立醫院的職員怨聲載道，卻又永遠依舊留下。每個人的原因大概都不同。有的因為不喜歡私營市場、有的因為喜歡公立醫院中醫患關係的純粹、有的因為追求一份穩定的工作，但亦有人是因為一絲曙光留在這裏，甚至是希望要製造曙光。

兩年前有出版商找來我這個不紅不黑的網上博客出書，心想大概不會再有出版社希望「重複犯錯」，誰知道又有編輯賞面，促成了這一本書。不知道以後還會不會有出版社看不開，讓我還有寫下一本書的機會，但如果在幾年之後真的又再出書，希望到時醫術、經驗慢慢進步後回看這些篇章，能讀回自己的初心，看到自己的進步，甚至是香港的進步。

此致
所有還在
努力的人

COVID 特輯

截稿前夕，正正撞上了香港 COVID-19 疫情的第五波，執筆之時，更傳來封城的傳聞，新聞片段一天比一天駭人。

所有街市、超市的貨品被搶購一空，一斤菜比平常賣貴兩、三倍，見到有人連蔥也是上斤的買，難道他家是賣蔥油餅的嗎？唯一比菜炒得更貴的，是必理痛。書中説過，必理痛的有效成分叫撲熱息痛，成本價極為便宜，幾十塊錢一盒其實有大半是買牌子。話口未完，執筆之時賣到二百塊錢一盒了。

輪候人龍延伸至大樓外的帳篷，男女老幼都要在帳篷內坐櫈仔排隊。急症室內滿布病床，用的床都是人家露營用的帆布床。一個個老人就在離地面大概十公分的床上躺著，隨行物品、衣衫鞋襪就放在一個個大膠袋中，放在老人家身上。最令我動容的一張相片，是看著兩位蓋著醫管局著名花被的長者，躺在兩張平行的露天病床上，其中一位大概是見到對方的口罩歪了，將如柴的手臂伸向鄰床，幫他調整。試問有哪一張相片，可以比這一幀更能夠將香港的醫療問題總括起來？

五波的疫情，每一波都在踩著香港公營醫療的底線，亦是研究公共衛生、流行病學極為寶貴的兩年。這本書所談過的題目，剛好全部都可以用來印證，也可以當是最後大圓滿的一次實習。

科學

這幾年，「政治」成為一個負面的形容詞。我們將不同東西標上「政治化」標籤，然後說「這樣不好」，但公共衛生學、流行病學從來都包括政治，也包括經濟、民生。

如果只考慮醫學，其實要阻止疫情進化，非常容易，叫全部人留在家兩個月兼禁足，甚麼菌也傳不開了。問題是，在現實上執行，便必定有現實上的考慮。負責醫護的、負責緊急服務的、負責製造食物的、負責運送的、負責交易所的……難不成市民要在兩個月期間學會光合作用嗎？從一開始的「全部人」到「特定人士豁免」，如何訂出「何謂特別」的界線便成為政策、社會上的問題了。

如果強勢政府得到市民支持，在執行嚴格的防疫政策時，市民配合程度自然較高；但如果市民對強勢政府反感，疫便防不了，適得其反。因此，全球每一個地方、每一個國家在處理疫症時，都必須尋找自己的一條界線。你看英國、加拿大之類的西方國家，市民的公民意識高，在配合防疫政策、疫苗政策時都非常自覺，但當要加上一些更嚴格的政策時，卻引起不滿，引起加拿大「自由車隊」之類的事情。

同樣道理，現今世界偽科學橫行，全球一向有不少地方的人說現今的科學界、醫學界謊話連篇，相信其他另類療法。還記得疫情一開始的時候，不同人士說過以不同中藥、西藥、草藥防疫，即使研究證實無效，「質疑科學」、「質疑醫學」的思維卻已經長埋眾人心中。

其實，反疫苗也不是第一天發生。

許多年前，有醫學期刊文章聲稱發現為兒童接種「麻疹、流行性腮腺炎及德國麻疹混合疫苗」會增加患上自閉症的風險。後來，發現作者有利益衝突問題、研究可信度問題，文章已被期刊撤回，但即使經過多年的澄清，依然有人對此深信不疑，不讓自己的小孩接種該疫苗，甚至連其他疫苗也不接種。反疫苗至今縱然未入主流，卻依然有一班忠實的擁護者，因此時至今天，不少西方國家依然會爆發零星德國麻疹的疫情。

種種的反西方醫學、反疫苗思想結合起來，在疫症來臨時資訊爆炸的一刻便忽然流行起來，是其中一個減慢全球接種 COVID-19 疫苗的原因，這個問題有一個很正式的名稱，叫作「Vaccine Hesitancy」。這個問題來到香港，撞上了近幾年的社會動盪，發酵得更大，令香港成為世界上已發展地區疫苗接種最緩慢的地方之一。

不少人不滿意政府，也有人不滿意科學，亦有人不滿意疫苗，但很多人並沒有將三者區分。2003 年沙士的時候，醫護專家戴著很大的光環，他們說甚麼，市民便會跟著做；來到今次的 COVID-19，大家卻不再相信專家的話。有的說這人收了錢，有的説那人做了手腳，然後將政府、科學、疫苗三合一地打進「不可信」的一方。

經過一年多的發酵，坊間甚至自我發明了「不應打疫苗」的清單。一開始説過「嚴重且未受控的長期疾病」需要有醫生意見才可以打針，卻有人將其變成了「有長期疾病」都不應該打針。在門診，不少病人聽到我叫他打針時，好像我是推他去送死一樣，驚訝地說：「醫生，我有三高㗎喎！」「醫生，我高血壓喎！」平常大家最輕視的三高，忽然都變得嚴重和未受控。這許多想法未被有效地去除，在社區傳了一年後，已經成為了不少人心目中的「事實」。

用「公共衛生學三寶」去看，正正見證了市民反應和衛生政策之關係。某次立法會選舉有說：「票，不是罵回來的。」同樣道理，接種率，也不能罵出來。

老人問題

從第一波到現在，心碎的場面見得太多，見得開始有點麻目。

記得在疫情起始的時候，我在面書上分享過我一次當值時被罵得一臉屁的故事。一個病得很重的婆婆被收入醫院，情況不樂觀，我也就致電女兒談 DNA-CPR 的問題。談的時候相當順利，但當説到恩恤探訪的問題時，她卻愈説愈激動。無他，因為疫情下，家人已經幾個月沒見過婆婆，我卻只容許他們選出兩個家人，也只容許他們見面三十分鐘。說著，我也覺得無情，但政策不是我訂下來的，我也只能無奈地跟從。

轉眼間，疫情兩年了，不少老人院的院友都已經超過一年沒有見過家人。病毒不等人，長期病患也不會因為疫情而放慢腳步。試過很多次同事跟我説某某的家屬不願意 DNA-CPR，要求全力搶救，經過我再打電話細問之下，發現都是因為疫情下已經很久沒見過家人，我又怎能夠要求子女放棄搶救一個沒見兩年的長者？

年老的病人們依舊不斷進出醫院。聽過不少家人不斷詢問病人出入院、做掃描的時間，但求在病人出入時可以在路邊、走廊見一見面。非緊急救護車運送服務本來已經緊絀，在第五波疫情更是完全崩潰。轉院專車的時間可以出現大半天的延誤，最嚴重的時候甚至有病人因為找不到車而滯留在病房一、兩天。平時如果在復康醫院的病人情況有變需要轉回急症醫院，緊急救護車承諾在一小時內將病人送過去；在第五波時，這個數字變成了四、五小時。

明明老人家是疫症下的高風險群組，卻因為疫苗推行的問題成為了最畏懼打針的一群。見過有婆婆因為廿年前做過「通波仔」而抗拒打針，更有人認為長期覆診等於長期病患等於不應該打針而和我理論，彷彿六十歲以上的人打針都是九死一生的事情。前文提過，香港老人家社會支援不足，平常最主要的資訊來源不靠子女，靠新聞，更靠朋友圈間茶餘飯後的閒談。這個朋友圈一旦決定「打針危險」，我就算有三寸不爛之舌也無可能力挽狂瀾。

害怕疫情，除了不打針，也有人決定不覆診。不止一次見過有長期病患即使病情轉差都堅持不到醫院、不到門診，最後小事變大事才被救護車送到醫院。也見過有人不覆診，連藥也不拿，於是兩年沒吃藥。更見過有人封關之時剛好離開了香港，沒覆診、沒藥物，就連我們嘗試聯絡也聯絡不了。

前文提及，老年病人送院有不少都是一個惡性循環。來到疫情，循環依舊，甚至加快了。為了迎接如海嘯般湧至的病人，無論急症醫院、復康醫院都需要不斷盡快讓病人出院，病床短缺的情況比平常更嚴重。

要循環得以循環，病人起碼先要出院。

第五波疫情來到，我們一向最害怕的老人院爆發出現了。高傳染率的 Omicron 變種令大家草木皆兵，無論是居家的老人抑或是老人院的院友，出現些微的徵狀都會統統前往急症室。同一屋簷下有幾十至幾百人同時擠進去，就算本身沒有染病也變成中招。爆得太多，老人院的院友即使染疫也未必再被轉往急症室，統統都留在老人院內觀察。老人院不是醫院，沒有隔離設施，職員也沒有相關的知識。老人院爆疫，他們又如何將病友分開？不能分開，又如何將健康的病人接回老人院？

有不少病人需要入住老人院，平常的程序包括家屬去物色老人院、實地考察、回家討論、交付訂金。疫情下，出不了街，老人院也不得內進，過程便不能進行。有些勉強可以靠網上資訊去作出選擇，但總覺得有旅行時上網訂酒店的感覺，「我點知佢床下底有無老鼠」。

牽一髮而動全身，出口被截了，醫院滿載的情況只會加劇。

過度專科化／基層醫療

看專科也關疫情的事嗎？對。

還記得之前寫到香港公營醫院內很多病人都有幾個專科門診的覆診期嗎？

在疫苗推行之初，很多人擔心疫苗的安全性問題。官方答案當然非常官方，亦戴著一大頂頭盔，「如有疑問，請向家庭醫生查詢」。當然，這是最安全的答法，我總不能說全港七百萬人都一定適合打針吧？但是，這個頭盔放在香港的醫療環境，便出現了問題。

香港人大都沒有「家庭醫生」。「家庭樓下睇開的那個醫生」沒有你在醫院的紀錄，萬一聽到某某病人要覆診某某專科，他手上的資料根本不足以判斷你身體的情況，便只可以叫你「下次覆診問下」。每個人手上拿著三、四個專科的覆診，要逐一詢問，便要花上起碼大半年的時間，萬一某專科説「不如做個掃描先」，時間再加上幾個月。

大家都很安全，政府、市民、醫生全部都是你問我、我問你，正正顯示根本沒有一個人真正了解你。家庭專科的作用，貴在於此。他未必能為你施手術，也不會為你「通波仔」，但他了解你各項專科的進展、穩定程度，亦得知各大醫療機構接種疫苗的建議和指引。

沒有了真正的基層治療，醫療便會碎片化，在疫情下又成了一個問題。

醫管局？衞生署？

前文説過，醫管局管理的是醫院和門診，若果有疫症爆發時，便是由衞生署領軍。因為沙士而成立的衞生防護中心便是衞生署內的一個分支。

根據香港法例第 559 章《預防及控制疾病條例》，香港有五十一個須呈報的傳染病，包括退伍軍人病、霍亂、肺癆等高度傳染性而且有可能會造成社區爆發的疾病。法例規定，當醫生遇上染上這些病的病人，便一定要透過一個叫 Notifiable Diseases and Outbreak Reporting System（NDORS）的系統向衛生署呈報。負責的人分析後，便會作出如洗水缸、為學校大清潔一類的行動，以減低疫症爆發的風險。

這個方式「行之有效」，因為以往的呈報數字，一年下來也只不過是一萬多宗個案。2019 年起，COVID-19 當然被加進了須呈報的清單。來到了第五波，每一天的數字已經不止一萬多宗，除了醫管局外，衛生署也面臨崩潰絕對是意料中事。要是讀者有留意，第五波開始之後，每天的確診數字、死亡數字開始混亂。匯報個案的是醫管局醫生，卻對 NDORS 不太熟悉，也不是頭等需要處理的任務。匯報亂了、慢了，衛生署的醫生卻又不能直接衝上醫管局醫院去拿取資料，完全突顯了這個角色分工經不起疫症的考驗。

錢？人手？

我在不同媒體上都已經說過，人手不足是真的，但更重要的是人手不平均。內科、急症科、兒科等都是在疫症時首當其衝的專科，但其實在其他部門，有些醫護人手卻其實未被善用。數字上，全香港有一半的醫生都在私營市場，我們有沒有充分使用這些資源？

大部分醫院都數十年樓齡，內裏的間隔從來沒有、也沒可能跟得上時代的進化。我去過的醫院，大概沒有一間的升降機能夠有效處理日間的人流。或因為急症、運輸的需要而鎖住了升降機，又或因為過勞而要封起來維修，市民、職員四處尋找升降機的情況好像已經成為習慣的一部分。有些舊式醫院甚至是一整棟樓只有一部升降機，照X光、運送病人、前往急救、前往門診，所有醫院發生的事情都依賴這一部升降機，但升降機的大小、速度卻不能夠隨意提高。我當實習醫生的時候便親眼見過一張新的病床被升降機的門夾斷了床尾和電線。誰叫床買了新的，升降機卻依然是幾十年不變？

這些問題，來多了人手，你是希望我人手將病床、X光機搬上樓嗎？

醫管局的電腦系統更新緩慢是眾所周知的。電腦不敷應用，醫生巡房、護士打文件、派藥，就搶著那幾部龜速電腦。後來，加添了幾部平板電腦去幫忙派藥，速度卻比電腦更為緩慢。巡房時不時見到有醫生沒有耐性在床邊慢慢等待那無線網絡，直接走回護士站用電腦算了。系統緩慢，藥單系統複雜，聚沙成塔，統統都會影響病房運作的效率。

這些問題，來多了人手只會更多人搶電腦，你是希望我變回手寫藥單嗎？

談回疫症。想當年沙士後，市民大眾和政府都說要為下一次的疫情作好準備。當時，我們成立了不少傳染病的機構和政策，衛

生防護中心便是其中一個成品。那時候，曾經提出過要在全港建立三棟傳染病大樓去應付隔離的需求。二十年後的今天，疫症再次襲港，傳染病大樓只在「公主醫院」起過一棟，其餘兩棟都沒有影蹤。翻查紀錄，原來一開始計劃的三棟大樓，因為市民反對選址、社會討論，討論討論著便不了了之。

香港的公立醫院已經愈來愈舊，醫院卻依然被標籤為厭惡性設施，無論擴建、重建、興建都如拉牛上樹。更有趣的是，有些地方終於重建了，設計現代了、美觀了，但床位、設施未有增加，甚至不進反退。

香港醫療問題經常停留在「探討」的行列。探完討完，卻永遠有其他更需要用錢的地方、更危急的地方，真正能夠成功革新的少之又少。這次疫症將公營醫療的千瘡百孔一次過顯露於人前。二十年前的沙士為一切帶來契機，進行了一連串的改革。跟著的二十年來，我們儲起了更多的問題，我們又可以掌握今次的「有危就有機」嗎？

附錄

❶

香港的醫學專科由香港醫學專科學院（Hong Kong Academy of Medicine）管理，共分十五個專科學院，包括：

香港麻醉科醫學院 The Hong Kong College of Anaesthesiologists
香港社會醫學學院 Hong Kong College of Community Medicine
香港牙科醫學院 The College of Dental Surgeons of Hong Kong
香港急症科醫學院 Hong Kong College of Emergency Medicine
香港家庭醫學學院 The Hong Kong College of Family Physicians
香港婦產科學院 The Hong Kong College of Obstetricians and Gynaecologists
香港眼科醫學院 The College of Ophthalmologists of Hong Kong
香港骨科醫學院 The Hong Kong College of Orthopaedic Surgeons
香港耳鼻喉科醫學院 The Hong Kong College of Otorhinolaryngologists
香港兒科醫學院 Hong Kong College of Paediatricians
香港病理學專科學院 The Hong Kong College of Pathologists
香港內科醫學院 Hong Kong College of Physicians
香港精神科醫學院 The Hong Kong College of Psychiatrists
香港放射科醫學院 Hong Kong College of Radiologists
香港外科醫學院 The College of Surgeons of Hong Kong

在各個學院旗下是七十個獲承認的專科。就以內科為例，學院旗下的專科就是之前所說的心臟科、呼吸科等專科。牙醫雖然也屬於香港醫學專科學院的一分子，修讀時，牙醫學院卻和醫學院完全分開。

❷ 病史

在醫學上的 history 泛指病史，我們經常喜歡將其寫成 Hx，例如描述過往疾病的 Past Medical History（PMHx）、關於病人社交和家庭狀況的 Social History（SHx）、曾經的用藥和藥物敏感的 Drug History（DHx）等。醫學院教書時經常說，在問診時問得一個好的病史，已經有大半機會可作出正確的診斷，所以在各樣檢驗、藥物都愈來愈多的現代，病史依然是我們最著重的部分。

❸ 癌症（Cancer）

醫生很懶，六個英文字母的詞語又要簡化成 CA 兩字。我們經常將器官名稱寫在 CA 兩字之後，意即那個器官的癌症，例如乳癌（CA Breast）、胃癌（CA Stomach）、肺癌（CA Lung）。

說起癌症，很多人都只會想起電療、化療，卻不知道現在已經多了很多治療的選擇。

根治癌症，最好的方法當是「一刀切」，但這個選擇很容易因病人的年紀、長期病患而變得不可能。這個時候，便是考慮用藥的時候。

化療，又稱 chemotherapy，給人一個一定上吐下瀉的印象。化療藥物通常都是一些阻止細胞成長、分裂的物質，道理上是全身的細胞一同受影響，但求癌細胞食得比較快就叫醫好。當然，現代的醫療技術已經令化療藥物懂得進入一些特定的細胞，相比過往大家的固有印象有很大進步，副作用也已經大幅減少。

電療（radiotherapy）則是向同一個地方重複用電，電死癌腫瘤。

隨著化療和電療現今技術的進步，殺錯良民、誤中好細胞的風險已經減低。而且，在某些癌症中，我們也可以用不同技術將藥水直接注入腫瘤，增加命中率。

在化療、電療之外，標靶療法（targeted therapy）也是一個不少人聽過的療法。科學發現，好細胞要變成壞細胞，大都會有一些基因變異，會製造一些不正常的結構。標靶藥就是專門打這些不正常結構的藥物，所以也可以進一步提高命中率。

近幾年開始有人使用免疫療法（immunotherapy）。這種藥物旨在激發病人本身的免疫系統去攻擊癌細胞。這類藥物為很多本身極為難醫治的癌症帶來希望，是近年發展迅速的一類療法。

你沒有看錯，我連問號也要解釋一次。

問號在語言上一般是指疑問，但醫學文件上喜歡將它寫在一個名詞之前，意指「有可能」、「有疑問」。例如有一位病人因為某些報告被懷疑有癌症，完整的英文應該寫為「suspected malignancy」，但我們只會寫「?malignancy」。又例如我們懷疑病人根本沒有依足指示吃藥，是為「doubtful compliance」，我們也只會寫「?compliance」。

❺ Q（*Quaque*）

醫護同工很喜歡用一個 Q 字，不是説粗口，而是説「每」的意思，來自拉丁文的「*Quaque*」。想説兩小時一次，會寫 Q2h（every 2 hours）；想説每三天一次，會寫 Q3d（every 3 days）。另外，借自拉丁文的還有一天兩次的 BD（*bis in die*）、一天三次的 TID（*ter in die*）、一天四次的 QID（*quater in die*）等。

❻ DAT（Diet as Tolerated）

每一位病人入院時吃甚麼餐單都要由醫生決定。任吃的話，我們便會寫 DAT，但不少病人需要獲得例如糖尿餐、高蛋白餐、低鹽餐等特別餐單。除了醫生根據病況會寫下餐單，營養師也是專門負責病人餐單的專科，還會計算病人所需要的卡路里來調節餐單上的食物。

❼ Glasgow Coma Scale（GCS）

中譯「格拉斯哥昏迷指數」，根據病人的眼睛、語言、活動反應去評估一個人的清醒程度，十五分為滿分，三分為最低分。像救護員、急症室等前線工作的職員經常用這個評分準則來快速令大家知道病人大概的情況，以作出相應的準備。最記得的是以前在醫學院時，教授説「even a toaster can score a three」（即使一個多士爐也有三分），要我們記得千萬不要給出零分，貽笑大方。

❽

有說H'stix是Hemastix的簡稱，是「篤手指」驗血糖時用的試紙。

科技發達，我們開始有一些小儀器可以在臨床使用，將一滴血滴到機器內，一、兩分鐘便可以得到初步結果，這類測試我們都歸類為Point-Of-Care。除了H'stix，還有量度血紅素的Hemocue和量度血氧酸鹼的iStat。雖然這些測試的準確度和正式抽血拿去實驗室來檢驗會有些微分別，在災禍現場、急症室、深切治療部之類分秒必爭的地方卻是常用且重要的工具。

❾

大家經常都說「薄血藥」、「薄血藥」，但其實當中還會細分幾種。

薄血藥的目的，就是要將血液弄得稀薄一點，通常是在一些有血管栓塞風險的病人中使用。

最傳統的薄血丸叫華法林（warfarin）。它是一類極為麻煩的藥物。服食華法林的病人需要緊跟一種特別餐單，否則藥效會非常浮動。另外，華法林的水平經常有高低起伏，所以覆診的頻率通常較密，每一次也要抽血驗凝血指數，確保不太高、不太低。

近來，薄血丸出了很多新款，統稱為NOAC（Novel Oral Anti-Coagulant）。這些新藥只需要每天準時服用，不需戒口、不需經常驗血，比華法林方便很多。問題是，除非病人的長期病患多，否則在醫管局的規定下，不夠分數的病人是要自費買藥的。

巡房時曾經收來一位中風的婆婆，她吃著自費的新型薄血丸，卻因為價錢問題，時服時不服。藥效不夠，中風了，便要入院。巡房時，顧問醫生問我：「那麼她之後怎麼服藥？」我答：「放心。中風之後，婆婆夠分，薄血丸可以入醫管局數了。」大家只好相視苦笑。

當然，新藥不是萬能。萬一出現急事，要做手術、要止血的話，華法林的「解藥」很容易便能拿到；NOAC 的「解藥」卻較為昂貴，也較難得到。

⑩ 止痛藥階梯（Analgesic Ladder）

讀書時讀到止痛藥的部分，大都會接觸到這個階梯，説的是止痛藥如何從最簡單的撲熱息痛，慢慢向上加強。

撲熱息痛（paracetamol）是世上最常用的止痛藥，在香港大都叫它作「必理痛」（Panadol）。要知道「必理痛」只是牌子名稱，有效成分也不過是撲熱息痛。除了最著名的「必理痛」，很多傷風感冒用的成藥其實已經包含了這個成分。名門正廠的賣幾十塊錢一盒，但在藥房購買散裝的撲熱息痛卻可以是幾毫子一粒。這隻「神藥」神奇在於既能止痛，副作用也是眾多止痛藥裏最少的。當然，在有肝病、服藥過量的情況下依然有危險，卻是其中一款最安全的藥。

拾級而上，是一種叫非類固醇類止痛藥。這種藥有一個共通的缺點，就是「削胃兼傷腎」，所以有胃病、腎病的人要小心避免這類藥物。它治療一些肌肉痛、痛風痛、腎石痛非常有效，所以很多醫生也愛處方這類藥物。在內科工作的我們卻不時見到有人因為吃這款藥而引致腎衰竭，所以內科醫生們都不太愛用它。

有非類固醇類，自然便有類固醇類。類固醇並不是一種正式的止痛藥，但對消炎非常有效，是風濕科最常用的藥物之一。在醫學院時，老師説過我們每人起碼要懂得寫出二十種類固醇的副作用，因為長期服用類固醇的而且確可以產生很多併發症，用作短期消炎，卻是「好使好用」。

再上去的便是嗎啡類藥物。這類藥物是直接作用在神經系統的，所以服後會很暈、很「眼瞓」，醫生一般都不會使用，通常是用於一些末期病患身上。某些特定病症也有專門的止痛藥，例如痛風用的秋水仙素、神經痛用的精神科類、防抽筋類藥物。

痛症是門診很常見的問題，很多病人經常要求醫生開一點強效的止痛藥。藥沒有完美，強效的通常也有更多的副作用，所以痛症其實是一種需要非常小心處理的病痛。

ADL 不止是一般的日常起居統稱，在醫學上其實有一個嚴格的標準。日常病房中我們最常用的有基本日常起居（Basic ADL）和儀器使用的日常起居（Instrumental ADL），通常由職業治療師去為病人作出評分。Basic ADL 包括梳洗、洗澡、更衣、如廁等；Instrumental ADL 則包括清潔家居、理財、用餐、服藥等活動。

ADL-independent 就是指日常生活可以自己處理。
ADL-dependent 就是指日常生活需要其他人協助。

⓬ Broad Spectrum Antibiotics（廣譜抗生素）

抗生素有很多種，有的很專門，只會在驗出某種病菌時才會使用，所以不會胡亂使用。當病人被發現有細菌感染，種菌的報告卻還未有，我們便會使用所謂的廣譜抗生素。這類抗生素不太專門，但藥效能覆蓋不少常見的細菌，所以相對適合在第一線使用，也就是廣譜抗生素。

⓭ 掃描

不少病人喜歡將所有醫學掃描都叫作電腦掃描，但其實它只是各種掃描方式的其中一種。

X-Ray 也就是 X 光片，是我們最簡單的一種掃描方式，就像拍照一樣，站在底片前按下按鈕便可以拍到。我們經常將它簡寫為 XR。例如，肺部 X 光（Chest X-ray）我們會叫 CXR，腹部的 Abdominal X-ray 我們會叫 AXR，照手骨的就叫 XR Hand。

科技進步了，電腦可以將一堆用 X 光拍出來的片用電腦重組成一個立體的影像，也就是我們簡稱 CT 的電腦掃描（computed tomography）。照胸腔、照腹腔、照盆腔的，我們分別叫 CT Thorax、CT Abdomen、CT Pelvis。如果「三腔齊照」，我們更懶，只會寫 CT TAP。用來照腦的電腦掃描特別一點，我們叫 CT Brain，又或者 CTB，俗稱「CT 丙」。

不用 X 光，大家也大概聽過超聲波（ultrasound）吧。沒有輻射的超聲波被我們稱為 USG，例如照肝時便叫 USG Liver。另一種不用輻射的掃描方式叫磁力共振（magnetic resonance imaging），也就是 MRI。它照腦、照

軟組織時可以提供極高清的影像，但「拍照」需時較長。一個電腦掃描只不過是幾分鐘的事，一個磁力共振卻可以是幾十分鐘的事，所以這個上佳的掃描方式卻有著極長的等候時間。

幫人拍照的叫攝影師，幫器官「拍照」的叫放射技師（radiographer），也是我們常叫的「阿 Pher」。「照」拍了之後，要有專科醫生去解釋拍出來的是甚麼，那就是放射科醫生（radiologist），我們常叫他們做「阿 Gist」。

⓮

NPO 來自拉丁文「*Nil Per Os*」，跟之前提及的 DAT 相反，意指不能進食。準備動手術前需要禁食，又或者因為第二天要抽空腹血，也可以是因為中風或各類老人病而有「落錯格」風險的病人……這些都可以是病人被醫生 NPO 的原因。

⓯

病人經常都搞不清楚敏感（allergy）和藥物不良反應（adverse drug reaction）。敏感是一種特別的病，有特別的病理，複雜得有自己的專科。最簡單來説，敏感是身體對某種物質產生過激的反應，造成紅、腫、癢等症狀。

對藥物有不良反應卻和這個病理沒有關係，反而可能是藥物擊錯目標所引致的。以黃藥丸為例，它是著名的傷風感冒藥，能夠令細胞不再釋放刺激人打噴嚏的物質，但當同樣功能影響中樞神經細胞時，會令人出現睡意，所以又可作安眠藥使用。

敏感和反應並不相同，處理也有分別，如果將其混淆，便會令治療出錯。

⑯ 吊鹽水 Intravenous Fluid (IVF)

吊鹽水，中國內地叫「打點滴」，實質上是一個博大精深的課題。我們要知道一個人每天要得到多少水分、多少鹽分、多少營養，才能決定用哪一款水、用甚麼量。

鹽水通常是指生理鹽水（normal saline），我們叫它作 NS。為甚麼鹽水不簡單叫鹽水，平白無端要說它「生理」（normal）？這個其實是一個生物學用字。NS 中真的只有氯化鈉這種鹽，而生理鹽水就是指那個溶液「等滲」（isotonic），意即細胞內外的濃度相同。要是兩邊液體濃度不同，水便會向一方流去，要不「搾乾」細胞，再不「谷爆」細胞，兩者當然都並不理想。

事實上，「吊鹽水」也只是統稱，我們要吊水，除了鹽水，也有很多其他選擇。

如果病人需要糖分，我們可以用葡萄糖水（dextrose）。葡萄糖水有不同的濃度，在不同的時候使用，我們便會叫 D5、D10、D50 等。另一款常用的是半糖半鹽的 half-half solution，一半鹽水、一半葡萄糖水，我們常叫它做「哈哈水」。

當然，跟血液中含有的物質和純鹽、純糖差很遠，所以當病人的情況非常脆弱時，深切治療部等地方甚至會有包含更多成分、構造更似血液的高級「水」供病人使用。

⓱

所謂的溶血針，其實就是要將所有身體新結的血塊統統打碎，希望打通往大腦缺血部分的血管，所以本身的流血風險已經相當高。如果病人在近期有試過大出血、做過大手術，又或者是本身有令人容易流血的藥物和疾病，便有可能不應該使用溶血針。

另外，若然一條通往大腦的血管塞掉了，引致缺血性中風，塞著血管的血塊也會愈來愈成形、愈來愈堅硬，因此在超過黃金時間後才打溶血針，便有可能打不走血塊，卻白白令身體其他地方大量出血。

即使趕及在限時前打了針也不是戰無不勝。血管打通了當然好，但腦出血的風險也會增加。萬一出現腦出血，死亡率可以高達五成。因此，打針與否，除了看時間之外，也要看中風的嚴重程度和病人本身的病史，讓腦科醫生去決定值不值得一搏。

⓲

束縛是病房內其中一件最常發生的事情，分為「物理式」、「化學式」兩種。「物理式束縛」簡單來說就是綁，可以是安全背心、安全手套、手帶等。「化學式束縛」則是用藥令病人冷靜下來，例如一些鎮靜劑。西方社會對物理式束縛比較反感，認為將一個病人綁起來十分不人道，所以比較喜歡使用藥物去控制。

在香港，卻是剛剛相反。我們經常會為病人加上背心、手帶之類，用藥物的方式反而相對較少。有説是因為化學式束縛所用的藥在香港都被列為危險藥物，在醫院中每派一粒都要召來最高級的當值護士，拿著登記簿逐粒數。那麼麻煩，綁了便算吧。

⑲ 飲酒／吸煙習慣（Drinking / Smoking History）

飲酒吸煙與不少病症都有關係，所以我們經常在問診和記錄時特別寫下病人的習慣。電腦系統頁面上也有特別給醫生標示病人吸煙習慣的方格。長期吸煙的人入了院沒甚麼特別，但長期喝酒的人進院時滴酒不沾，有可能出現戒酒的症狀，嚴重時甚至會出現精神混亂、抽筋的情況。因此，「酒鬼」入院時，我們需要開一些相對應藥物給他們，將戒酒的症狀減到最低。

在檔案上，D 是飲酒、S 是吸煙、E 是 Ex-、N 是 Non-，所以 ND 就是沒有飲酒習慣（Non-Drinker），ES 就是戒了煙的前煙民（Ex-Smoker）。

記錄吸煙習慣時，我們用一包煙（pack）為單位，1 ppd 的意思就是一天一包（1 pack per day）。在研究上，我們則會使用包括時間單位的 pack-year，計算方法為將每日吸食的包數，乘以單位為年的煙齡。假設有一位煙民吸了四十年煙，每天一包，他的「煙史」便是 40 pack-years。如果另一位煙民吸了二十年煙，每天卻用兩包煙，他的「煙史」也是 40 pack-years。用這樣的計算方法，我們便能同時考慮煙民吸煙的分量和年資，較為容易在評估時作出比較。

喝酒的計法則比較麻煩。不同國家對「一個單位的酒精」都有不同的定義。美國將一個單位定為 14 克的純酒精，英國則定為 8 克。不同的酒類飲品有不同的濃度，在讀書時曾經是用來問診的必備知識，有興趣的可以上網查一查。

根據英國 NHS 最新的建議，一個成年人一星期不應該飲用超於 14 個單位的酒精，亦應該將攝取分量攤分，不要忽然在一、兩天裏瘋狂地飲。

詳細資訊可參考：
https://www.nhs.uk/live-well/alcohol-support/calculating-alcohol-units/

很多藥物其實是讓病人有需要時才服，包括止痛藥、安眠藥等，跟需要每天服用的長期藥物並不相同，這類藥物我們都會稱為 PRN 藥，又是另一個來自拉丁文的簡稱。就以最簡單的必理痛為例，當我們寫下「Panadol 500mg QID prn」時，是指讓病人有需要時服用必理痛，總分量不可以超過每天四次、每次 500 毫克。

當然，熱愛簡寫的醫護們不會讓如此好用的簡稱只有一個用法。

當一些服務、覆診也是「有需要時才提供」的話，我們也會寫 prn。例如一些病人情況已經穩定下來，可以回普通科門診繼續跟進，甚至完全關上檔案，當我們想「讓病人有需要才回來覆診」，我們便會寫上「FU prn」，非常方便。

聲明

所有「巡房病人」的資料都是我坐在書桌前虛構出來的，而內文的所有例子全都經過修飾，所以如有雷同，真的實屬巧合。

另外，雖然已經不斷覆核，內容依然難免有錯漏。在撰寫病人歷史時，我也特意將大部分檢查結果、處理方式、醫囑簡化，令市民大眾更容易明白本書的內容，所以對行內人來說可能會有很多錯漏。亦因如此，請千萬不要以此書內容取代醫療意見。

此書並非教科書，內容混合個人觀察和同事分享，有可能未反映現實全面的情況，宜參考，忌作準。

如有疑問，請向醫生查詢。

醫囑背後

一個公院內科醫生狂派Augmen雞的故事

作者　Dr. Who
總編輯　葉海旋
編輯　李小媚
助理編輯　周詠茵
書籍設計　Tsuiyip@TakeEverythingEasy Design Studio
內文相片　www.shutterstock.com（P.16）

出版　花千樹出版有限公司
地址　九龍深水埗元州街 290-296 號 1104 室
電郵　info@arcadiapress.com.hk
網址　www.arcadiapress.com.hk

印刷　美雅印刷製本有限公司
初版　2022 年 6 月
第二版　2022 年 8 月
ISBN　978-988-8789-01-6

本書內容僅作學術討論及知識交流。身體狀況因人而異，本書提及的治療方法未必適合每一位讀者，如有疑問，宜諮詢註冊醫生。